Uwe Rückert
Rückerts kleine Gelenkschule

Uwe Rückert

Rückerts kleine Gelenkschule

Die besten Experten-Tipps
für gesunde Gelenke

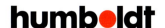

Bibliografische Information der Deutschen Nationalbibliothek

Die Deutsche Nationalbibliothek verzeichnet diese Publikation in der Deutschen Nationalbibliografie; detaillierte bibliografische Daten sind im Internet über http://dnb.ddb.de abrufbar.

ISBN 978-3-86910-324-2 (Print)
ISBN 978-3-86910-441-6 (PDF)

Der Autor: Uwe Rückert, Jahrgang 1963, ist Facharzt für Orthopädie und Sozialmediziner. Der gebürtige Rheinländer arbeitet als stellvertretender Chefarzt der Abteilung Orthopädie II in der Reha-Klinik Damp (Ostsee). Der Autor ist Wissenschaftlicher Leiter der Rückenschullehrer-Ausbildung an der Akademie in Damp und Dozent für Physiologie an der Physiotherapeutenschule. Neben zahlreichen Fachveröffentlichungen ist der Ratgeber „Rückerts kleine Rückenschule" bei humboldt erschienen. Uwe Rückert lebt in Hamburg und ist Vater von fünf Kindern.

Originalausgabe

© 2011 humboldt
Eine Marke der Schlüterschen Verlagsgesellschaft mbH & Co. KG,
Hans-Böckler-Allee 7, 30173 Hannover
www.schluetersche.de
www.humboldt.de

Autor und Verlag haben dieses Buch sorgfältig geprüft. Für eventuelle Fehler kann dennoch keine Gewähr übernommen werden. Alle Rechte vorbehalten. Das Werk ist urheberrechtlich geschützt. Jede Verwertung außerhalb der gesetzlich geregelten Fälle muss vom Verlag schriftlich genehmigt werden.

Lektorat: wort & tat Linda Strehl, München
Covergestaltung: DSP Zeitgeist GmbH, Ettlingen
Innengestaltung: akuSatz Andrea Kunkel, Stuttgart
Titelfoto: iStockfoto/Catherine Yeulet
Satz: PER Medien+Marketing GmbH, Braunschweig
Druck: Grafisches Centrum Cuno GmbH & Co. KG, Calbe

Hergestellt in Deutschland.
Gedruckt auf Papier aus nachhaltiger Forstwirtschaft.

Inhalt

Vorwort 7

Was unsere Gelenke leisten 10
Gelenke wollen gut behandelt werden 10
Wozu eigentlich Gelenke? 12
Echte und unechte Gelenke 13
Wie funktioniert ein Gelenk? 15
Die anfälligsten Gelenke 21
Gelenkersatz 25

Übergewicht – Risikofaktor für die Gelenke 29
Abnehmen schont nicht nur die Gelenke 29
Wie sinnvoll sind Diäten? 30
Wie reduziere ich mein Gewicht? 35

Erkrankungen der Gelenke –
und was man dagegen tun kann 42
Arthrose 42
Arthritis 49

Untersuchungs- und Heilmethoden 62
Anamnese 62
Bildgebende Untersuchungsverfahren 64
Medikamente 67

So helfen Sie sich selbst   75
Kalt oder warm?   75
Traditionelle Hausmittel   80

Sport und Bewegung – gut für die Gelenke   85
Warum Sport?   85
Gymnastik   86
Gehen   90
Nordic Walking   92
Radfahren   95
Aquajogging   99
Krafttraining   102

Die richtige Ernährung   106
Freie Radikale und ihre Gegenspieler   106
Orthomolekulare Medizin   126
Vegetarische Kost   130
Fasten   133
Gibt es eine Gelenkrheuma-Diät?   136
Getränke   140

Anhang   145
Lesetipps   145
Adressen   147

Vorwort

Liebe Leserin, lieber Leser, wie oft uns die Gelenke Kummer machen, zeigt die Tatsache, dass Arthrosen zu den fünf häufigsten Diagnosen gehören, die in Arztpraxen gestellt werden. Doch was sind unsere Gelenke eigentlich und warum könnten wir uns ohne Gelenke nicht bewegen?

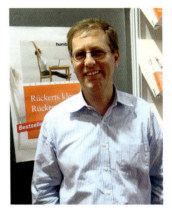

Natürlich brauchen wir auch Muskeln, Knochen, Sehnen und die Sinnesorgane zur Bewegung, sonst wären wir steif wie Bäume und blieben „wie angewurzelt" immer am selben Platz stehen. Doch wir bewegen uns – ohne Bewegung gäbe es Stillstand in der gesamten Menschheit. Die Gelenke sind also unentbehrlich. Sie helfen uns, zu laufen, zu klettern, zu schwimmen, Sport zu treiben und unseren Alltag zu bewältigen.

Jeder hatte schon mal Muskelkater – meist nach körperlicher Anstrengung im Sport oder bei der Arbeit. Die Überanstrengung der Gelenke dagegen führt zu anderen Beschwerden. Wenn sie zu stark belastet werden oder gar erkranken, schwellen sie an, schmerzen oder werden unbeweglich. Der Muskelkater ist harmlos und verschwindet von selbst, die Gelenkbeschwerden jedoch dauern an. Dann benötigen Sie ärztliche Hilfe, um sich wieder schmerzfrei bewegen zu können. Hier soll Ihnen die „Rückerts kleine Gelenkschule" wichtige Tipps und Ratschläge geben.

Wenn Sie Ihre Gelenke besser kennen, können Sie sich auch gelenkschonender verhalten. Denn anhaltende Belastung führt neben der alterungsspezifischen Abnutzung zu Gelenkverschleiß, Gelenkarthrose genannt. Viele Gelenke können heute mit sehr gutem Erfolg durch künstliche Gelenke (Endoprothesen) ersetzt werden, insbesondere Knie- und Hüftgelenke. Aber wer gelernt hat, seine Gelenke zu pflegen, kann auch im hohen Alter noch auf solche operativen Maßnahmen verzichten.

Neben Bewegung und Sport ist auch die richtige Ernährung eine wichtige Voraussetzung zum Erhalt der Gelenke und zur Vermeidung von Schmerzen. Dazu gehört die Gewichtsreduktion bei übergewichtigen Menschen. Denn jedes Pfund zu viel müssen Ihre Gelenke tagtäglich schleppen. Weniger Gewicht bedeutet Entlastung für Ihre Gelenke.

Man kann viel dafür tun, um die Beweglichkeit seiner Gelenke zu erhalten. „Mensch beweg dich!" führt uns zu unseren Wurzeln zurück. Und Bewegung hilft nicht nur bei orthopädischen Erkrankungen: Auch hoher Blutdruck, Zuckerkrankheit (Diabetes mellitus), ja sogar manche Tumorarten lassen sich durch mehr Bewegung verhindern oder reduzieren.

Vorwort

Für eine schmerzfreie Bewegung brauchen wir gesunde Gelenke. „Rückerts kleine Gelenkschule" soll Ihnen helfen, sich besser und schmerzfreier durch den Alltag zu bewegen. Möge dieser Ratgeber viele Leser zu mehr Bewegung und sportlichen Aktivitäten anspornen.

Ihr
Uwe Rückert

Was unsere Gelenke leisten

Vom 45. Lebensjahr an hat nahezu jeder Mensch Gelenkschäden, die zum Glück aber nicht schmerzhaft sind und so oft auch unbemerkt bleiben. Doch Nackensteife, Rückenprobleme oder Schmerzen in Ellenbogen, Schulter und Knie – Millionen Menschen in Deutschland leiden unter solchen Gelenkbeschwerden. Sie lassen sich jedoch lindern oder sogar heilen.

Gelenke wollen gut behandelt werden

Die Ursache von Gelenkschäden kann man oft an einseitiger Belastung festmachen: zu langes Sitzen oder Stehen am Arbeitsplatz, falsche Körperhaltung, Bewegungsmangel sowie häufiges Heben schwerer Lasten, aber auch ungesunde Ernährung. Mit zunehmendem Alter kommt erschwerend hinzu, dass sich vermehrt Abnutzungserscheinungen an den Gelenken bemerkbar machen. Die Betroffenen nehmen eine „Schonhaltung" ein – ein Bewegungsmuster, bei dem die Muskel- oder Gelenkbeschwerden weniger schmerzen. Das führt in einen Teufelskreis – denn

Gelenke wollen gut behandelt werden

neue Verspannungen, die die Gelenke in Mitleidenschaft ziehen, sind damit vorprogrammiert.

Viele Gelenkbeschwerden sind dem „rheumatischen Formenkreis" zuzuordnen. Diese Bezeichnung wählt man treffenderweise für den Oberbegriff „Rheuma" – denn Rheuma hat viele Gesichter: Degenerative und entzündliche Gelenkerkrankungen gehören dazu, Wirbelsäulenleiden und Stoffwechselleiden wie Gicht und Osteoporose. Mehr als ein Viertel der Bevölkerung ist wegen derartiger Beschwerden dauerhaft in ärztlicher Behandlung. Die Kosten dafür und für dadurch bedingte Arbeitsausfälle werden auf rund 40 Milliarden Euro jährlich geschätzt – das macht umgerechnet 500 Euro pro Kopf aus. Allein für einen einzigen Patienten mit rheumatoider Arthritis müssen die Krankenkassen im Schnitt rund 4.700 Euro im Jahr ausgeben. Und aus eigener Tasche zahlen die Erkrankten noch einmal rund 560 Euro jährlich dazu – zum Beispiel für freiverkäufliche Medikamente und Anwendungen, für die die Kasse nicht aufkommt. Aus volkswirtschaftlicher Sicht helfen stationäre Rehabilitationsmaßnahmen Kosten sparen: Gut versorgte, geschulte und im Rahmen ihrer Möglichkeiten bewegliche Patienten führen ein besseres, schmerzfreies Leben und können Arbeitsunfähigkeit vermeiden oder reduzieren.

Mit Hightech-Diagnostik, neuentwickelten Medikamenten und Rehabilitation lassen sich die rheumatischen Erkrankungen lindern und in Grenzen halten. So liegt es letztendlich an jedem selbst, seine Gelenkprobleme in Angriff zu nehmen und schmerzlindernde Maßnahmen zu ergreifen, um beweglich zu bleiben.

Wozu eigentlich Gelenke?

Das menschliche Skelett bezeichnet man auch als Knochengerüst. Richtiger, dabei sprachlich keineswegs schöner, aber durchaus treffender, ist der Ausdruck „Bewegungsapparat". Denn sein gesamter Aufbau, der es uns ermöglicht, tausenderlei verschiedene Dinge zu tun – etwa zu laufen, zu tanzen, Fußball zu spielen, ein Auto zu lenken, die Tastatur am Computer zu bedienen –, besteht nicht nur aus Knochen, sondern ist eine sinnvolle Konstruktion aus Knochen und Gelenken. Erst das ausgeklügelte Zusammenspiel von rund zweihundert starren Knochen mit weit mehr als hundert gelenkigen Verbindungen macht uns beweglich.

Mehr als hundert Gelenke? Zunächst denken Sie vielleicht an Schulter-, Knie- und Hüftgelenk, aber was einem da noch einfällt, lässt sich an zehn Fingern abzählen. Und doch – es gibt eine Unzahl gelenkiger Verbindungen, um ein zerstörerisches Gegeneinanderreiben der harten Knochen zu verhindern und andererseits im Zusammenspiel mit Bändern, Sehnen, Muskeln und Nerven den Körper mobil zu halten.

Zweihundert Knochen und mehr als hundert gelenkige Verbindungen machen uns beweglich.

Echte und unechte Gelenke

Durch ihre sehr unterschiedliche Bauart und Funktion unterscheidet man deshalb echte von unechten Gelenken. Bei unechten Gelenken sind zwei Knochen mit einem Füllmaterial wie Bindegewebe (zum Beispiel die Schädelknochen), Knorpel (etwa die Bandscheiben) oder einer Verknöcherung (wie beim Kreuzbein) verbunden. Unechte Gelenke erlauben nur eine geringe Bewegungsfreiheit, sorgen aber insgesamt für die Stabilität des Bewegungsapparates.

Anders die echten Gelenke: Da gibt es mindestens ein halbes Dutzend verschiedener Formen, denen wir auch im täglichen Leben ständig begegnen: Sattelgelenke, Scharniergelenke, Radgelenke, Eigelenke, plane Gelenke/Drehgelenke und Kugelgelenke. Sie geben uns größtmögliche Bewegungsfreiheit, lassen je nach Bauart Kreiselbewegungen, Beugen und Strecken, Kippen und Aufrichten, Drehen um die eigene Achse, seitliches Pendeln und Außen- oder Innenrotation zu.

Gelenkformen und wo wir sie finden

Sattelgelenk	Daumen
Scharniergelenk	Knie, Ellenbogen, Finger
Rad- oder Zapfengelenk	Ellenbogen
Eigelenk	Handgelenk
Planes Gelenk/Drehgelenk	zwischen den Wirbelfortsätzen
Kugelgelenk	Hüfte, Schulter

14 | Was unsere Gelenke leisten

Mit mehr oder weniger geringfügigen Abweichungen haben echte Gelenke den gleichen Aufbau. Dabei sind sie so genial konstruiert, verschleißfest und leistungsfähig, dass sich selbst die teuersten und ausgefeiltesten Nachbildungen aus den modernsten Materialien immer noch dahinter verstecken müssen: Gelenkprothesen sind eben nur ein Ersatz für diese Wunderwerke der Natur.

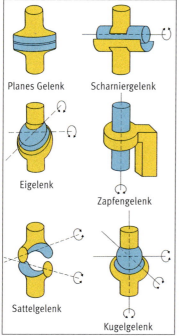

Gelenkformen

Wie funktioniert ein Gelenk?

Bei den echten Gelenken trennt ein Gelenkspalt zwei Knochen voneinander. An ihren Enden münden sie in einen Gelenkkopf und eine Gelenkpfanne, die millimetergenau aufeinanderpassen. Gegenseitige Reibung und baldige Abnutzung wird durch eine Knorpelschicht, mit der beide überzogen sind, auf ein Mindestmaß verringert. Eine feste Kapsel aus Bindegewebe umhüllt luftdicht das Gelenk und hält es zusammenn. Die Innenhaut dieser Kapsel sorgt dafür, dass der Knorpel nicht austrocknet: Sie sondert zähe Flüssigkeit ab, eine Art Gelenkschmiere, die den Gelenkspalt füllt, so als Gleitmittel dient und den Knorpel, der selbst nicht über zuführende Blutgefäße verfügt, mit Nährstoffen versorgt.

Gelenkknorpel

Als idealer Stoßdämpfer überzieht gelartiger Knorpel die Knochenenden, die im Gelenk aufeinandertreffen. Er besteht aus strapazierfähigem Gerüsteiweiß (Kollagenfasern) und enthält rund 80 Prozent Flüssigkeit. Hiervon ernähren sich auch die Knorpelzellen, denn Knorpel gehört zu den wenigen Gewebearten im menschlichen Körper, die nicht an den Kreislauf angeschlossen sind.

Knorpel wird nicht von Nerven versorgt und kann auch keine Schmerzen verursachen.

Eine weitere Besonderheit ist, dass der Knorpel nicht von Nerven versorgt wird. Insofern kann er auch keine Schmerzen verursachen, wenn er verletzt wird. Schmerzen aus der Gelenkkapsel werden dagegen von der gereizten Gelenkinnenhaut oder vom darunterliegenden angegriffenen Knochen übertragen.

Je nachdem, an welchen Gelenken Knorpel vorkommt, ist die puffernde Schicht zwei bis acht Millimeter stark. Auf Druck reagiert sie wie ein Schwamm: Bis auf einen Rest wird die verbrauchte Nährflüssigkeit dabei ausgepresst. Entspannt sich die Knorpelmasse, saugt sie sich wieder voll, wobei sie Flüssigkeit aus dem Gelenkspalt zieht. Dieser Vorgang spielt sich allerdings nur bei Bewegung ab. Wird das Gelenk nicht bewegt, trocknet der Knorpel aus und wird rissig. Das bekannte Sprichwort trifft also hundertprozentig zu: Wer rastet, der rostet!

Gelenkknorpel kann einiges aushalten. Durch seine enorme Elastizität kann er rund 50 Kilo auf einem Quadratzentimeter verkraften. Doch die Belastbarkeit hat ihre Grenzen. Schon bei einer abrupten Bewegung, etwa einem Sportunfall, kann Knorpel den Druck nicht mehr kompensieren und im Mikrobereich geschädigt werden. An dieser Stelle weicht der Knorpel auf.

Knorpelzellen können sich von selbst nicht regenerieren.

Erholt er sich nicht, schreitet die Erweichung fort. So kann es letztendlich zu einem irreparablen Verlust von Knorpelzellen kommen. Denn anders als die meisten Zelltypen im menschlichen Körper können sich Knorpelzellen durch Selbsthilfemaßnahmen nicht regenerieren.

Wie funktioniert ein Gelenk?

Knorpel, der durch Verletzungen oder Verschleiß zugrunde geht, wird also nicht wieder ersetzt. Allerdings ist es Gentechnikern bereits gelungen, Knorpelzellen im Labor zu züchten. Vielversprechend – aber noch keineswegs Routine – sind Verfahren, bei denen diese Knorpelkulturen auf kranke Gelenke transplantiert werden können.

Trotz anderslautender Meinungen trägt sportliche Betätigung nicht zum Knorpelverschleiß bei. Das Gegenteil ist der Fall: Werden die Gelenke regelmäßig in vernünftigen Grenzen belastet, erhöht sich zwar nicht die Zahl der Knorpelzellen, aber der Knorpel wird dicker, reißfester und widerstandsfähiger. Allerdings muss man sich vor Übertreibungen beim Sport hüten. Wer beispielsweise mit akuten

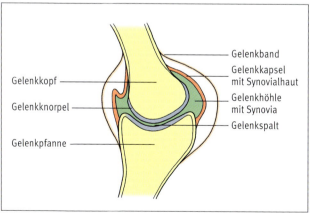

Aufbau des Gelenks

Gelenkschmerzen weitertrainiert, riskiert Gelenkschäden, die beim Knorpelverschleiß anfangen.

Knorpelschädlich ist also eher Bewegungsarmut, denn dadurch verliert die Knorpelsubstanz ihren normalen Quelldruck, wodurch die Belastbarkeit verringert wird. Krafteinwirkungen führen dann zu den oben beschriebenen Einrissen auf der Knorpeloberfläche. Im schlimmsten Fall scheuert sich der gesamte Gelenkknorpel weg und es entstehen die gefürchteten Arthrosen.

Menisken

Halbmondförmige Faserknorpelscheiben, die sogenannten Menisken, vergrößern im Kniegelenk die Kontaktfläche zwischen Schienbein und Oberschenkelknochen. Sie gleichen die Unebenheiten der Gelenkflächen aus und können Drehbewegungen folgen. Man unterscheidet einen größeren, C-förmigen Innen- und einen kleineren, kreisförmigen Außenmeniskus. Beim Beugen und Strecken der Knie verformen sich die Menisken und können bis zu sechs Millimeter (Innenmeniskus) oder sogar zwölf Millimeter (Außenmeniskus) vor- und zurückgleiten.

Durch Bewegungsarmut wird die Belastbarkeit des Knorpels verringert.

Gelenkschmiere

Ähnlich wie Schmieröle und Fette ein Kugellager gleitfähig halten, sorgt eine zähe, fadenziehende Flüssigkeit aus dem Gelenkspalt für ein Minimum an Reibung zwischen den Knorpelschichten der Gelenkflächen. Diese als Synovialflüssigkeit bezeichnete Gelenkschmiere wird von der Gelenkinnenhaut, Synovia genannt, produziert. Übrigens gibt es für dieses merkwürdig klingende Wort keine sprachliche

Bei Entzündungen wird in der Gelenkkapsel zu viel Synovialflüssigkeit produziert.

Grundlage, sondern es wurde von dem mittelalterlichen Heilkundigen Paracelsus, der sich intensiv mit Gelenkkunde befasste, erfunden.

Zu wenig Gelenkschmiere infolge einer Verletzung oder Erkrankung ist also gleichbedeutend mit mangelhafter Ernährung des Knorpels. Mitunter kommt es dadurch zu knirschenden Geräuschen im Gelenk und rasch zu schmerzhaften Zuständen. Wird in der Gelenkkapsel dagegen zuviel Synovialflüssigkeit produziert, entsteht leicht ein Erguss. Dies ist beispielsweise bei Entzündungen der Fall – die typischen Anzeichen dafür kann auch der medizinische Laie klar erkennen: Rötung, druckempfindliche Schwellung, Schmerz, die Haut fühlt sich warm an. Durch Abtasten (Palpation) kann der Arzt klären, ob eine Schwellung der Gelenkkapsel oder ein Erguss vorliegt. Zur Abheilung wird die überschießende Flüssigkeit in der Regel unter sterilen Bedingungen abpunktiert.

Bänder und Sehnen

Das Wort Kreuzbandriss haben die meisten schon einmal gehört – für Fußballer bedeutet diese fatale Knieverletzung oft eine wochenlange Spiel- und Trainingszwangspause. Gelenkbänder bestehen aus besonders reißfestem und dehnbarem Bindegewebe. Zum einen stabilisieren sie unsere Gelenke, indem sie die beteiligten Knochenteile zusammenhalten, zum anderen schränken sie Gelenke in ihrer Funktion ein. Ohne Bänder würden die Gelenkflächen schon bei geringer Fehlbewegung verrutschen oder das Gelenk würde gar auskugeln. Bewegungsarmut und Ruhigstellung, zum Beispiel nach einer Verletzung, können die Bänder schrumpfen lassen. Die Beweglichkeit des Gelenks wird dadurch eingeschränkt.

Ohne Bänder würden die Gelenkflächen schon bei geringer Fehlbewegung verrutschen.

Während Bänder zwei Knochenteile an oder in der Gelenkkapsel miteinander verbinden, halten Sehnen Knochen und Muskulatur zusammen. Sehnen bestehen aus dem stärksten Material, das im Körper zu finden ist. Vergleicht man etwa die Reißfestigkeit der Gelenkbänder mit der eines dicken Schiffstaus, käme die Stabilität der Sehne vergleichsweise sogar der eines Stahlseils nahe.

Schleimbeutel

An Stellen, wo Muskeln und Sehnen unmittelbar auf den Knochen aufliegen und besonders großen Belastungen ausgesetzt sind, bilden Schleimbeutel einen zusätzlichen Schutz. Diese mit Flüssigkeit gefüllten spaltförmigen Hohlräume fangen wie Wasserkissen Belastungsdruck auf und verteilen ihn gleichmäßig auf das Gelenk. Schleimbeutelentzündungen, zum Beispiel im Ellenbogengelenk, entstehen vielfach durch Überbeanspruchung. Sie sind besonders lästig und heilen nur langsam aus.

Die anfälligsten Gelenke

Die Gelenke, die am anfälligsten für Beschwerden sind, gehören gleichzeitig auch zu den größten im Körper, denn sie müssen die größte Last tragen.

Schultergelenk

Eine besonders kräftige Muskulatur finden wir an den Schultergelenken. Sie macht es möglich, dass sich die Arme in nahezu jeder Richtung frei bewegen lassen. So kann der gesunde Arm mühelos nach innen und außen gedreht oder in eine waagrechte und senkrechte Position gebracht werden. Diese Rotationsmöglichkeiten sind natürlich von großem Vorteil. Andererseits geht die Muskelführung zu Lasten der Stabilität und die Verletzungsanfälligkeit wird größer. So kommt es vor allem durch Sportunfälle (etwa beim Basketball oder Handball) besonders häufig zu Verrenkungen oder zum Auskugeln eines Schultergelenks (Schulterluxation) – eine schmerzhafte Angelegenheit, die Betroffene oft wochenlang zum Aussetzen der geliebten Sportart zwingt. Ursache der Verletzung ist eine an- oder gar abgerissene Knorpellippe, die den kugelförmigen Oberarmkopf vor dem Verrutschen schützen soll.

||| Was tun, wenn das Schultergelenk wehtut?

Im Sitzen oder Stehen die Arme seitlich hochführen und langsam über den Kopf heben, so weit es geht. Auf keinen Fall weiter anheben, wenn Sie Schmerzen verspüren! Können Sie die Arme nicht über den Kopf heben, reicht es auch, sie gestreckt vor dem Gesicht zusammenzuführen. Wichtig: Dabei die Schultern nicht hochziehen! In die Ausgangsposition zurückkehren und zehnmal wiederholen.

Hüftgelenk

Wie die Schultergelenke können sich auch die kugelförmigen Hüftgelenke dreidimensional bewegen. Um dem

Übergewicht ist ein Hauptgrund für Hüftgelenkarthrose.

umfangreichen Bewegungsspielraum gerecht werden zu können, sind sie mit den kräftigsten Bändern des Körpers ausgerüstet. Immerhin müssen sie (und die Knie- und Sprunggelenke) auch die Hauptlast des Körpergewichts tragen. So wird Übergewicht zur gefährlichen Ursache für eine Hüftgelenkarthrose, die besonders älteren Menschen zu schaffen macht und ihre Lebensqualität mindert. Der Teufelskreis: Infolge weniger

Bewegung wird das Leiden immer schlimmer. Deshalb zählt der Hüftgelenksersatz durch eine Endoprothese zu den häufigsten Gelenkoperationen überhaupt. Brüche unterhalb des Hüftgelenkkopfes, sogenannte hüftgelenksnahe Frakturen, ziehen sich insbesondere Frauen zu, bei denen es infolge nachlassender Hormonproduktion durch die Wechseljahre zu Knochenschwund (Osteoporose) kommt.

Was tun, wenn die Hüftgelenke wehtun?

Legen Sie sich auf den Rücken und heben Sie die Beine an. Machen Sie nun Tretbewegungen wie beim Fahrradfahren – zehnmal vorwärts und zehnmal rückwärts. Stellen Sie die Beine ab, bevor Sie die Übung einige Male wiederholen.

Kniegelenk

Das Knie ist mit einem Drehscharniergelenk ausgestattet – damit kann es nicht nur gebeugt, sondern bis zu einem gewissen Grad auch gedreht werden. Das Kniegelenk setzt sich aus Oberschenkelknochen, Schienbein und Kniescheibe zusammen. Diese Einheit bildet nicht nur das größte von allen Gelenken im menschlichen Körper, sie wird auch am stärksten beansprucht. Infolgedessen kommt es hier zu den meisten Verletzungen, häufig in Form von Kreuzbandrissen und Meniskusverletzungen. Kreuzbänder sollen das Knie stabilisieren, während die Menisken für

Was unsere Gelenke leisten

eine höhere Gleitfähigkeit an den Knorpelflächen sorgen. Beides ist nach Verletzungen nicht mehr gewährleistet.

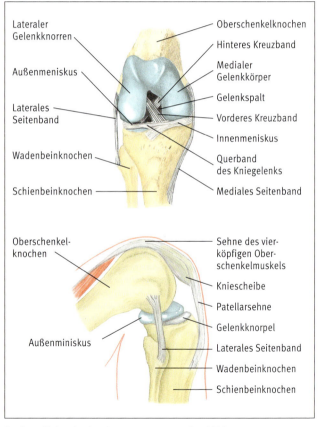

Rechtes Kniegelenk gebeugt von vorn und seitlich

||| Was tun, wenn die Kniegelenke wehtun?

Um den Gelenkknorpel zu schonen, müssen vor allem die Oberschenkelmuskeln gekräftigt werden. Legen Sie sich dazu auf den Boden und schieben Sie eine Rolle (zum Beispiel eine zusammengerollte Decke) unter die Kniekehlen. Die Füße werden mit einer Manschette (oder ähnlichem Gewicht) von einem halben Kilo beschwert. Heben Sie die Beine an, halten Sie sie kurz in der geraden Position, und senken Sie sie wieder ab. Bei regelmäßigem Üben ergibt sich ein ausgezeichneter Trainingseffekt, aber bitte nicht übertreiben. Strecken Sie die Knie auf keinen Fall ganz durch!

Gelenkersatz

Schmerzen bei jedem Schritt, oft unerträgliche Qualen – Gelenkschäden, die das Leben selbst in Ruhe zur Hölle machen, das sind Gründe, um die Implantation einer Gelenkprothese in Erwägung zu ziehen. Denn ein verschlissenes Gelenk lässt sich nicht mehr reparieren. Immer häufiger werden deshalb älteren Patienten in Deutschland künstliche Knie- und Hüftgelenke eingesetzt. Nach dem Krankenhaus-Report 2010 bekommen mehr als 200 000 Bundesbürger jährlich neue Hüft- und rund 175 000 neue Kniegelenke.

Prothesen-Implantationen werden immer unkomplizierter und risikoärmer.

Was unsere Gelenke leisten

Die früher sehr aufwendigen Implantationen werden immer unkomplizierter und risikoärmer. Für die Operation etwa eines Hüftgelenks benötigen die Spezialisten oft nur noch eine Stunde.

Die Prothesen bestehen aus einem Schaft, der im Oberschenkel verankert wird und einen runden Hüftkopf trägt. Er bewegt sich in einer passgenauen Pfanne, die in das Becken implantiert wird. Waren die künstlichen Gelenke früher aus zwei Teilen gefertigt, können sie heute je nach Anforderung aus mehreren Einzelteilen zusammengefügt werden. Orthopäden und Unfallchirurgen sind heute in der Lage, für jeden Patienten aus sehr vielen verschiedenen Typen die optimale Prothese auszuwählen. Entscheidend sind dabei das Alter des Patienten, die Beschaffenheit seiner Knochen sowie die zu erwartende Belastung. Ein junger Sportler etwa braucht natürlich ein anderes Modell als ein Senior.

Ein großes Problem war bisher, dass sich die künstlichen Gelenke nach etwa zehn bis zwölf Jahren lockerten. Das lag an der Reibung zwischen der Prothese im Oberschenkel und der Pfanne im Becken. Durch die jahrelange Belastung im Bein können sich kleinste Partikel des Gelenks abreiben und unter der Prothese festsetzen. Mit der Zeit beginnt sie sich dann zu lockern. Dann muss der Eingriff wiederholt werden, was gerade für ältere Patienten, die häufig noch unter anderen Erkrankungen leiden, eine ziemliche Tortur ist. Für die Herstellung der Prothesen werden deshalb

Gelenkersatz | 27

jetzt neuartige Metalle, Kunststoffe oder Keramikarten verwendet. Die Hüftgelenke aus den neuen Werkstoffen haben einen so geringen Abrieb, dass sie bis zum Lebensende im Knochen verbleiben können, wenn sie im Durchschnittsalter zwischen dem 60. und 80. Lebensjahr eingepflanzt werden.

Prothesen werden auch immer kleiner. Das erlaubt den Operateuren, sie durch einen nur etwa sieben Zentimeter langen Schnitt am Bein im Hüftknochen zu platzieren. Bisher musste man vergleichsweise mit einer Narbe von etwa 20 Zentimetern rechnen. Die Mini-Prothesen führen auch dazu, dass wesentlich weniger Knochen aus der Hüfte ent-

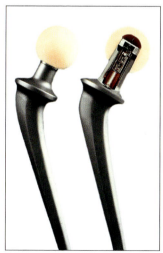

Für die Herstellung der Hüft-Endoprothese werden neuartige Metalle, Kunststoffe oder Keramikarten verwendet.

Julius Wolff Institut, Charité Berlin, Bergmann/Graichen

fernt werden muss, um für sie den nötigen Platz zu schaffen. Nur in schwierigen Fällen werden größere Modelle verwendet und gegebenenfalls auch in den Knochen einzementiert. In der Regel wachsen die Prothesen heute aber ohne Zement felsenfest in den Knochen ein. Das erleichtert vor allem bei jüngeren Patienten einen eventuellen späteren Austausch, denn der Zement muss dann nicht wieder mühsam aus dem Knochen entfernt werden.

Um die Kunstgelenke zielsicher an ihren besten Platz zu bringen, helfen den Spezialisten computergesteuerte Navigationssysteme. Diese Neuerungen bringen entscheidende Vorteile: Die Verletzung von Muskeln, Bändern und Sehnen ist auf ein Minimum reduziert, Schmerzen und Heilbehandlung nach der Operation verkürzen sich.

Computergesteuerte Navigationssysteme bringen die Kunstgelenke zielsicher an ihren Platz.

Um die unterschiedlichen Prothesensysteme besser vergleichen zu können, wird schon lange ein nationales Prothesenregister in Deutschland gefordert. Solch ein System hat sich in Schweden sehr bewährt, um fehlerhafte Prothesen schneller zu erkennen und ersetzen.

Übergewicht – Risikofaktor für die Gelenke

Wer zu viel auf den Rippen hat, muss sich nicht wundern, wenn die Gelenke eines Tages zu schmerzen anfangen. Denn jedes Pfund Übergewicht lastet auf der Gelenkkapsel und macht sie anfälliger. Innerhalb der EU sind die Deutschen bei diesem Thema inzwischen zweifelhafte Vorreiter: Die Bundesrepublik hat Tschechien, Zypern und Großbritannien, die EU-Spitzenreiter in den vergangenen Jahren waren, in der Rangliste der Dicken abgelöst.

Abnehmen schont nicht nur die Gelenke

Nach Erhebungen des Statistischen Bundesamtes sind 51 Prozent der erwachsenen Bevölkerung in Deutschland übergewichtig. Fettleibigkeit ist bereits bei jungen Erwachsenen weit verbreitet und steigt mit zunehmendem Alter. Schon bei den 20- bis 24-Jährigen bringen 29 Prozent der Männer und 18 Prozent der Frauen zu viel auf die Waage. Bei den 70- bis 74-Jährigen erreichen die Fälle von Übergewicht jeweils ihre Spitzenwerte (Männer: 74, Frauen: 63 Prozent). Senioren sind deshalb im Hinblick auf Gelenkschmerzen besonders gefährdet, denn zum Risikofaktor Übergewicht gesellen sich Abnutzungserscheinungen in jeder Form. Doch nicht allein die Gelenke werden dadurch in Mitleidenschaft gezogen. Ernährungsbedingte Krankheiten wie Bluthochdruck, Verstopfung, Diabetes, Herz-, Kreislauf- und Nierenleiden verschlingen jährlich rund zehn bis 20 Milliarden Euro des Volksvermögens.

Durch vernünftige Ernährung und Gewichtsreduktion ließen sich nicht nur spürbare Kosteneinsparungen erzielen. Viele Gelenkpatienten könnten beispielsweise auch auf einen Großteil der verordneten Medikamente verzichten, wenn sie eine bestimmte Diät einhielten. Kaum zu glauben: Männer nehmen durchschnittlich statt der empfohlenen 2 500 Kilokalorien täglich 3 800 zu sich. Frauen essen dagegen „nur" 800 Kilokalorien zu viel am Tag.

Wie sinnvoll sind Diäten?

Abnehmen, das weiß jeder, der es einmal versucht hat, ist ein schwieriges Unterfangen. Meist

Wer eine Diät macht, hat oft nur kurzfristigen Erfolg.

gelingt es zwar, mit einer Modediät viele Pfunde in kurzer Zeit zu verlieren. Aber fast alle dieser Patentrezepte basieren auf einer einseitigen Ernährung oder Ausgrenzung einiger Nahrungsmittel. Wer solche Diäten einhält, kann

Wie sinnvoll sind Diäten?

sich zwar eines Gewichtsverlusts erfreuen, doch in der Regel hält der nicht lange an. Nach Rückkehr zu alten Essgewohnheiten steigt auch der Zeiger auf der Waage wieder nach oben. Werden solche einseitigen Reduktionsdiäten öfter durchgeführt, können sich durch die Mangelversorgung mit einzelnen Nährstoffen und Vitaminen sogar gesundheitliche Schäden einstellen.

Ein Beispiel für eine weitverbreitete Schlankheitskur, von der man nur abraten kann, ist die Diät mit reichlich Fleisch,

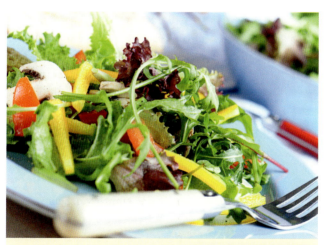

Einseitige Modediäten lassen zunächst die Pfunde purzeln; mit den alten Essgewohnheiten ist das Gewicht aber schnell wieder auf den Hüften. Ihr Traumgewicht erreichen und halten – das gelingt Ihnen am besten mit einer ausgewogenen, gesunden Ernährung.

© Emmi – Fotolia.com

Fisch, Speck, Eier, Käse, Mayonnaise und Sahne. Davon soll man dann so viel essen dürfen, wie man will, und trotzdem abnehmen. Erfahrungsgemäß entwickelt sich schon nach einigen Tagen ein Widerwille gegenüber der fett- und eiweißreichen Diät, man isst automatisch immer weniger und wird schlanker. Es ist aber sicher, dass eine solche Ernährung für Herz und Kreislauf eine starke Belastung darstellt und der Blutfettgehalt in die Höhe schnellt.

Ein hoher Fett- und Cholesteringehalt im Blut führt auf die Dauer aber zur vorzeitigen Verkalkung der Gefäße. Überdies kann der immense Anfall an Eiweißabbauprodukten die Gichtanfälligkeit und damit Gelenkschäden erhöhen. Da kaum Kohlehydrate gegessen werden, kommt es zu einer Übersäuerung des Stoffwechsels. Die insgesamt ballaststoffarme Kost kann darüber hinaus zu Verstopfung führen.

Effektiv, aber auch nicht sehr gesund, ist die sogenannte Nulldiät. Dabei wird auf jegliche Nahrungszufuhr mit Ausnahme kalorienfreier Getränke verzichtet. Klar, dass bei totalem Fasten die Pfunde purzeln – Übergewichtige verlieren bis zu 450 Gramm pro Tag.

Effektiv, aber auch nicht sehr gesund, ist die sogenannte Nulldiät.

Aber auf eigene Faust sollte man die Nulldiät auf keinen Fall durchführen. Zu den erheblichen Risiken gehören schwere Stoffwechselentgleisungen, ein Anstieg der Harnsäure im Blut, die wiederum zu Gichtanfällen führen kann, auch Nierenfunktionsstörungen und starke Mineralstoffverluste, die Kreislauf- und Herzrhyth-

Wie sinnvoll sind Diäten? ||| 33

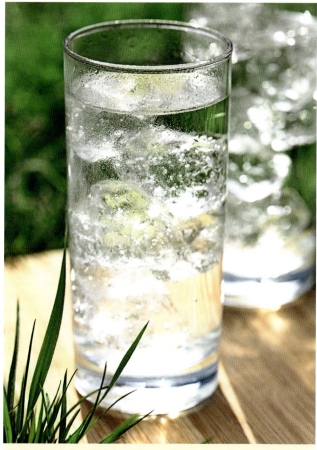

Nulldiäten sollten Sie nur unter ärztlicher Kontrolle durchführen!
© Torsten Schon – Fotolia.com

musstörungen provozieren können. Eine Nulldiät sollte also ausschließlich unter ärztlicher Kontrolle in einem Sanatorium durchgeführt werden.

Abführmittel und Appetitzügler

Im Kampf um Schlankheit und Krankheit sind Abführmittel und Appetitzügler schlechte Weggefährten. Denn bei längerem Konsum können sie ebenfalls zu gesundheitlichen Schäden führen.

Abführmittel, biologischer oder chemischer Natur, haben drei Nachteile:

- Man kann sich rasch an sie gewöhnen,
- sie machen den Darm träge und
- sie schwemmen den lebenswichtigen Mineralstoff Kalium aus dem Körper. Nach Schätzungen leiden bereits eine Viertelmillion Bundesbürger unter einem Kaliummangel, weil sie ständig Abführmittel schlucken. Die Folgen: Nierenfunktionsstörungen, Nervenleiden, Muskelschwäche, Leistungsschwund, Herzerkrankungen.

Mit der zweiten Gruppe von Arzneimitteln, den hinterhältigen Appetitzüglern, muss man besonders sorgfältig umgehen. Die meisten enthalten Abkömmlinge der Substanz Amphetamin. Diese dämpfen zwar das Hungergefühl, regen gleichzeitig aber das zentrale Nervensystem an. Das führt nicht nur zu innerer Unruhe und

Mit Appetitzüglern muss man besonders sorgfältig umgehen.

Schlaflosigkeit. Über das vegetative Nervensystem können sich auch Herzrhythmusstörungen, Schweißausbrüche und unkontrollierbares Muskelzittern einstellen.

Wie reduziere ich mein Gewicht?

Das Wissen um die Zusammenhänge zwischen Nahrungsaufnahme und Übergewicht ist noch wichtiger als verhaltenstherapeutische Maßnahmen. Übergewicht ist in der Regel die Folge einer zu hohen Kalorienzufuhr im Vergleich zum tatsächlichen Energieverbrauch. Vor einigen Jahren noch wurde eine mäßige Kaloriensenkung als ziemlich wirkungslos angesehen. Doch inzwischen wird die gemäßigte Form der Gewichtsabnahme sogar von Ernährungsexperten empfohlen. Sie führt zwar nicht schlagartig zur schlanken Figur, dafür aber zu einem dauerhaften Erfolg.

Eine gemäßigte Gewichtsabnahme führt zu dauerhaftem Erfolg.

Eine lang anhaltende Gewichtsabnahme wird am ehesten mit einer Kaloriensenkung im Bereich von 1 000 bis 1 800 Kalorien pro Tag erreicht. Wer gelernt hat, sich auf kleinere Portionen einzustellen, wird schon bald erkennen, dass sich Appetit und Nahrungsaufnahme stark durch die geistige Einstellung steuern lassen. Durch ausgewogene Zusammenstellung mit den notwendigen Nährstoffen sind bei einer solchen Mischkostdiät auch über längere Zeit keine Gesundheitsschäden zu befürchten.

Übergewicht – Risikofaktor für die Gelenke

Wer abnehmen will, hat deshalb nur zwei Möglichkeiten: Auf der einen Seite weniger essen und auf der anderen Seite mehr bewegen. Die ideale Schlankheitskur ist deshalb eine verminderte Energiezufuhr durch sinnvolle Ernährung, kombiniert mit gesteigerter körperlicher Aktivität. Keine Extreme, keine Verbote, sondern eine abwechslungsreiche, fettarme Mischkost – das sieht in der Praxis so aus: Je nach Übergewicht 800 bis 1 500 Kalorien täglich, davon

- 15 Prozent Eiweiß (bis 60 Gramm),
- 30 Prozent Fett (bis 50 Gramm) und
- 60 Prozent Kohlehydrate (bis 200 Gramm).

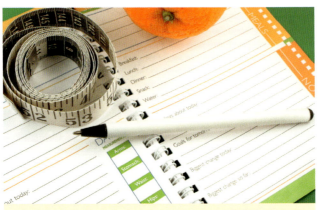

Mit einer Kaloriensenkung im Bereich von 1000 bis 1800 Kalorien pro Tag nehmen Sie am besten dauerhaft ab. Ein Ernährungstagebuch kann Ihnen dabei helfen, sich über Ihre Essgewohnheiten klar zu werden.
© gvictoria – iStockphoto.com

Bevorzugen Sie also Vollkornprodukte, Obst, Gemüse, fettarme Milchprodukte, fettarme Wurst- und Fleischsorten und Diätmargarine. Zu meiden sind dagegen alle fetten und süßen Lebensmittel, zucker- und alkoholhaltige Getränke.

Den Heißhunger stoppen

Vielfach lässt sich der Heißhunger, der die meisten Abmagerungsversuche erschwert, auf einfache Weise in den Griff bekommen.

- Trinken Sie unmittelbar vor jeder Mahlzeit ein Glas Wasser langsam in kleinen Schlucken. Für wankelmütige Schlankheitswillige ist dies der beste Erste-Hilfe-Trick.
- Sehr bewährt haben sich auch kleine, kalorienarme Zwischenmahlzeiten wie eine Tasse klare Brühe oder ein Glas ungesüßter Orangensaft.
- Scheinbar unstillbares Hungergefühl lässt sich durch sorgfältiges Kauen von kalorienarmen Häppchen überlisten. Da bieten sich einige Radieschen, Gurkenscheiben oder frische Paprikastreifen an.
- Auch Karotten, Gewürzgurken, rohes Sauerkraut, eine Scheibe Knäckebrot, ungesüßte Vollkornkekse, eine Tomate, ein kleiner Apfel oder Kaugummi ohne Zucker sind bewährte Appetitbremsen.

Mein Rat: Stellen Sie sich selbst einen Katalog von Ablenkungsmanövern zusammen: Lesen, Kreuzworträtselraten, Staubwischen, Gartenarbeit, Autowaschen. Wenn Sie das

Übergewicht – Risikofaktor für die Gelenke

Gefühl bekommen, den Kühlschrank plündern zu müssen, setzen Sie irgendetwas in die Tat um, was auf der Liste steht.

Dicken sagt man zwar Gemütlichkeit nach, aber sie lassen sich doch leichter reizen – durch Speisen und Getränke. Alle Reize, die zum Essen auffordern, sollten Sie deshalb unbedingt meiden:

- Weiden Sie sich nicht am köstlich duftenden Buffet, wenn Sie auf eine Party eingeladen sind! Wenn möglich, ignorieren Sie die Festtafel und verwickeln sich stattdessen während der Essenszeit in ein interessantes Gespräch.

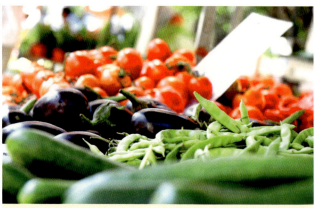

Rohes Gemüse, am besten frisch vom Markt, ist nicht nur eine bewährte Appetitbremse, sondern auch noch richtig lecker.

© David Woolfenden – Fotolia.com

Wie reduziere ich mein Gewicht? | | | **39**

- Gehen Sie nur durch einen Supermarkt, wenn Sie satt sind! Verlockende Angebote können Sie leichter links liegenlassen, wenn Sie sich strikt an den Einkaufsplan halten, den Sie vorher zu Hause aufgestellt haben.
- Lehnen Sie gesellschaftliche Einladungen zum Mittagessen höflich aber bestimmt ab oder verschieben Sie sie auf später. Oder entscheiden Sie sich beim Mittagessen, egal ob in der Kantine oder bei einem Geschäftstermin, für ein leichtes Gericht – auch wenn die Kollegen neben Ihnen richtig „zuschlagen".

Seien Sie geduldig

Wenn Übergewichtige weniger essen, purzeln in der Regel die Pfunde ganz rapide. In der ersten Woche einer Schlankheitskur geht jedoch vor allem Gewebewasser verloren – der Gewichtsverlust wird dadurch besonders groß. Zum Leidwesen des Schlankheitswilligen stagniert dann schon nach zwei, drei Wochen das Gewicht, das Abnehmen wird immer mühsamer.

Die Ursache liegt darin begründet, dass sich der Organismus auf die geringeren Nahrungsmengen eingestellt hat und der Stoffwechsel dementsprechend verändert wird. Es handelt sich sozusagen um eine Selbsthilfemaßnahme des Körpers: Von einer großen Nahrungsmenge, die ihm früher zur Verfügung gestellt wurde, wurde vom Organismus nur ein Teil verwertet (und der Rest ausgeschieden); nun aber muss aus einem relativ geringen Kalorienangebot die

Energie gezogen werden – der Stoffwechsel wird deshalb gründlicher organisiert. Bei Hungerkuren kann sich der Stoffwechsel infolge dieser Anpassung um bis zu 70 Prozent verlangsamen! Wenn dann die Nahrungsaufnahme nicht weiter reduziert oder der Energieverbrauch durch Bewegung gesteigert wird, kann man tatsächlich noch zunehmen, obwohl man weniger isst als früher.

Bei Hungerkuren kann sich der Stoffwechsel um bis zu 70 Prozent verlangsamen.

Was ist eigentlich Normalgewicht?

Früher galt für die Bestimmung des Normalgewichtes die Faustformel: Körpergröße in Zentimetern minus 100. Wer mehr wog, galt als übergewichtig. Inzwischen weiß man aber, dass ein paar Pfündchen mehr nicht unbedingt gesundheitsschädlich sind. Deshalb bestimmt man heute das Normalgewicht nicht mehr nach Kilo, sondern nach dem sogenannten Body-Mass-Index, kurz: BMI genannt. Dieser gibt genauere Auskunft über den „Gewichtszustand" einer Person.

Der BMI gibt genauere Auskunft über den „Gewichtszustand" einer Person.

Der BMI wird folgendermaßen errechnet: Man teilt das Körpergewicht (in Kilogramm) durch die Körpergröße zum Quadrat. Ein Beispiel: Wenn eine 1,72 Meter große Frau 65 Kilo wiegt, lautet die Rechnung: 65 : (1,72 x 1,72) = 22. Liegt das Ergebnis zwischen 20 und 25 bei Männern oder 19 und 24 bei Frauen, befindet man sich im Bereich des Normalgewichts. Erst ab BMI 30 hat man es mit krankhaftem Übergewicht zu tun; dann ist es dringend notwendig, ein paar Pfunde abzuspecken.

Body-Mass-Index-Werte

Körpergewicht	Frauen	Männer
Untergewicht	unter 19	unter 20
Normalgewicht	19–24	20–25
Übergewicht	24–30	25–30
Fettsucht	über 30	über 30

Erkrankungen der Gelenke – und was man dagegen tun kann

Gelenkverschleiß, Arthrose genannt, und Arthritis, Gelenkentzündung, sind die Krankheiten, die den Gelenken am meisten zusetzen und in verschiedenen Erscheinungsbildern auftreten können.

Arthrose

Der Zahn der Zeit nagt an den Gelenken. Der langsame Abbau des Knorpelgewebes, die Arthrose, ist vorwiegend ein Problem des Älterwerdens. Doch von Verschleißerscheinungen an den Gelenken sind auch sehr viele Jüngere, bereits jeder zehnte 20-Jährige, und sogar schon Jugendliche betroffen. Zum Glück sind beginnende Arthrosen vielfach so gering, dass sie keine Beschwerden machen. Nach Erhebungen der deutschen Rheuma-Liga leiden rund fünf Millionen Bundesbürger unter Arthrosen. Knie-, Schulter- und Hüftgelenke sind von den sehr schmerzhaften Prozessen besonders betroffen. Damit ist die Arthrose Volkskrankheit Nummer eins. Zu den Ursachen der Erkrankung gehören Übergewicht, die Überforderung durch Fehlhal-

Arthrose | | | 43

tungen, Verrenkungen und Stoffwechselerkrankungen, und natürlich die Überlastung der Gelenke bei sportlichen Aktivitäten oder durch Überanstrengung im Beruf.
Bei Leistungssportlern wechseln besonders oft intensive Trainingsphasen mit kurzen Ruhepausen ab. Hierbei können in der Knorpelstruktur sogenannte Mikroverletzungen entstehen. Und die sich summierenden Folgen zahlreicher Mikroverletzungen im Laufe eines Lebens fördern eine Arthrosebildung. Das Problem: Diese Schäden schmerzen nicht. Der Sportler wird also sein Gelenk weiter belasten. Reichen dann die Mikroverletzungen bis in tiefere Knorpelschichten, werden auch die sogenannten Chondrozyten

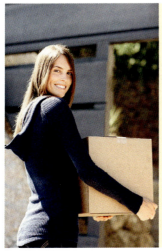

Durch das Erlernen bestimmter gelenkschonender Verhaltensweisen können Sie im täglichen Leben Überbelastung verhindern oder zumindest verlangsamen.

© shapecharge – iStockphoto.com

geschädigt, die das Baumaterial für den Knorpelaufbau liefern. Es kommt zu einer Arthrose. Stärkere Beanspruchung eines Gelenks führt zwar zu einem Wachstum des Knorpels und dadurch zu höherer Belastbarkeit. Aber auch die Ernährung des Knorpels wird schwieriger – so kann es zur Schädigung kommen.

Gelenkschonende Verhaltensweisen verhindern Überbelastung und Fehlstellung von Gelenken.

Wirksamste Vorbeugung ist hier der Gelenkschutz. Durch das Erlernen bestimmter gelenkschonender Verhaltensweisen im täglichen Leben kann eine Überbelastung und eine zunehmende Fehlstellung von Gelenken – besonders an den der Hüften und Knien – verhindert oder zumindest verlangsamt werden.

Warnzeichen

Typische Beschwerden und bestimmte Zustände sind Warnzeichen für beginnende Arthrosen. Wenn Sie solche Hinweise wahrnehmen, zögern Sie nicht, einen Arzt aufzusuchen. Für Gelenkarthrosen gilt ganz besonders: Je eher sie diagnostiziert werden, desto günstiger sind die Aussichten auf Besserung. Prüfen Sie selbst:

Hüftgelenk:

- Wenn Sie längere Zeit im Büro oder vor dem Fernsehgerät gesessen haben, fällt das Aufstehen wegen zunehmender Hüftgelenksteife schwer.

- Beim Wandern (Bergaufgehen!) kommt es zu meist einseitigen Schmerzen in einer Hüfte.
- Vorsichtshalber nehmen Sie vor wichtigerer sportlicher Betätigung (Turnier o. ä.) eine Schmerztablette ein.

Checkup: Legen Sie sich auf den Rücken, strecken Sie die Beine nach oben – Sie sollten mühelos die Kniegelenkinnenseiten beider Beine zusammenführen und die Unterschenkel seitlich abwinkeln können.

Sprunggelenk:
- Nach längeren Gehstrecken und beim Laufen kommt es zu Schmerzen an einem Fußknöchel.
- Der Fußknöchel (meist außen, seltener innen) ist deutlich geschwollen und druckschmerzhaft.
- Gehstrecken, die Sie früher mühelos zurücklegen konnten, werden immer kürzer, bis der Fußknöchel wehtut.

Checkup: Stellen Sie sich aufrecht hin, Hände seitlich angelegt, die Füße bleiben flach auf dem Boden – es sollte nicht in den Fußgelenken schmerzen, wenn Sie in aufrechter Position das Gesäß langsam absenken und dabei die Knie nach vorn schieben.

Kniegelenk:
- Bei plötzlichen Bewegungen knackt und knirscht es.
- Mitunter kommt es ohne erkennbare Ursache zu Dauerschmerz im Knie.

- Das Knie ist geschwollen (vergleichen Sie mit einem Maßband aus dem Nähkörbchen den Umfang des betroffenen und des gesunden Knies. Bei mehr als zwei Zentimetern Unterschied kann ein Erguss vorliegen).

Checkup: Auf den Rücken legen, ein Bein senkrecht nach oben strecken, Unterschenkel dann langsam absenken – Sie sollten es beschwerdefrei so weit schaffen, bis die Ferse nahezu den Po berührt.

Tipps bei Hüftarthrose
Wenn Sie an fortgeschrittener Hüftgelenksarthrose leiden, benutzen Sie einen Gehstock. Er macht das Laufen besonders beim Bergaufgehen oder bei Eis und Schnee sicherer. Ein Keilkissen auf dem Stuhl kann bei stundenlangem Sitzen Hüft- und Kniegelenke entlasten.

Selbsttest: Sind Sie arthrosegefährdet?

	Ja	Nein
Sind Sie über 40 Jahre alt?		
Haben Sie Übergewicht?		
Leiden Sie unter einer Stoffwechselkrankheit (Diabetes, zu hohe Blutfettwerte)		
Ernähren Sie sich überwiegend von Fast Food?		
Trinken Sie regelmäßig Alkohol (mehr als ein bis zwei Drinks täglich)?		

Arthrose

	Ja	Nein
Rauchen Sie mehr als zehn Zigaretten am Tag?		
Sind oder waren Vater, Mutter oder beide Elternteile an Gelenkrheuma erkrankt?		
Wurde schon einmal festgestellt, dass Sie O- oder X-Beine, Spreiz- oder Plattfüße haben?		
Spüren Sie einen Wetterumschwung oder nasskalte Witterung in den Gelenken?		
Hatten Sie schon einmal einen Bandscheiben-vorfall?		
Fällt es Ihnen schwer, sich zu bücken?		
Knirschen oder knacken Ihre Gelenke bei bestimmten Bewegungen?		
Fühlen sich Ihre Gelenke manchmal steif an oder nach längerem Sitzen „wie eingerostet"?		
Ist oder war eines Ihrer Gelenke geschwollen, gerötet oder fühlt es sich heiß an?		
Spüren Sie mitunter dumpfe oder stechende Schmerzen in oder an einem Gelenk?		
Bewegen Sie sich zu wenig?		
Belasten Sie Ihre Gelenke im Beruf oder in der Freizeit regelmäßig über längere Zeit einseitig (Tennis, Computerarbeit, Fliesensetzen, Fließbandarbeit o.ä.)?		
Treiben Sie eine Sportart, bei der Ihre Gelenke häufig geprellt oder gestaucht werden (Fußball, Ringen, Judo, Kickboxen etc.)?		

1- bis 3-mal Ja: kein Risiko. Sie brauchen sich vor einem vorzeitigen Gelenkverschleiß nicht zu fürchten. Reißen oder Ziehen in den Gelenken verspürt jeder einmal – meist steckt nur eine falsche Bewegung dahinter.

4- bis 6-mal Ja: mäßiges Risiko. Beobachten Sie Ihre Gelenke! Das heißt nicht, dass Sie gleich ängstlich eine Schonhaltung einnehmen sollen. Finden Sie heraus, ob und welche einseitigen Belastungen zu Beschwerden führen – versuchen Sie, Überbelastungen abzubauen und eventuell Genussgifte einzuschränken.

7- bis 10-mal und häufiger Ja: hohes Risiko. Sie tragen ein sehr hohes Risiko, an einer Arthrose zu erkranken. Vermutlich haben Sie schon damit zu tun. Klären Sie mit Ihrem Arzt eine erfolgversprechende Therapie ab und halten Sie sich gewissenhaft an Ratschläge und eine mögliche medikamentöse Behandlung.

Die fünf Entzündungszeichen

Wenn ein Gelenk wehtut, kann eine Entzündung vorliegen. Aber auch, wenn man zum Beispiel aufs Knie fällt oder sich am Ellenbogen stößt, treten Schmerzen auf – doch es handelt sich dann noch längst nicht um eine Entzündung. Es gibt allerdings untrügliche Zeichen, an denen der Arzt auch ohne diagnostische Geräte einen akuten entzündlichen Prozess an einem Gelenk erkennen kann: rubor, calor, tumor, dolor, functio laesa. Diese Entzündungszeichen sind so typisch, dass selbst der medizinische Laie in der Lage ist, eine Entzündung zu diagnostizieren: Rötung (rubor), Überwärmung (calor), Schwellung (tumor), Schmerz (dolor), eingeschränkte Funktion (functio laesa). Durch Tasten und Hinsehen lässt sich also ein sicherer Befund erheben.

Hinzu kommt, dass man das betroffene Gelenk schont, weil sonst die Schmerzen heftiger werden, die Bewegungsmöglichkeiten sind also eingeschränkt. In der Regel treten erst bei einer fortgeschrittenen Gelenkentzündung Allgemeinreaktionen auf: Man fühlt sich krank und abgeschlagen, die Körpertemperatur steigt, mitunter kommt es zu Fieber. Durch Laboruntersuchungen lässt sich die Diagnose weiter erhärten.

Arthritis

Rein sprachlich unterscheidet sich die Gelenkentzündung vom Gelenkverschleiß (Arthrose), nämlich durch ihre Endung -itis. In den meisten Fällen wird das griechische Anhängsel mit dem betroffenen Organ kombiniert, wenn der Arzt eine Diagnose stellt: Gastr-itis (Magenschleimhautentzündung), Dermat-itis (Hautentzündung), Ot-itis (Ohrentzündung), Myokard-itis (Herzmuskelentzündung) und so fort.

Die verschiedenen Formen einer Arthritis werden nach ihrer Ursache unterschieden.

Im Wesentlichen unterscheidet man die verschiedenen Formen einer Arthritis nach ihrer Ursache. Sind Krankheitserreger in das Gelenk eingedrungen –

dies kann sowohl durch eine schlimme Verletzung als auch über den Blutweg geschehen –, spricht man von einer bakteriellen Arthritis. Die aggressiven Keime versucht das körpereigene Abwehrsystem vielfach durch eine eitrige Reaktion loszuwerden – Eiter ist nichts anderes als eine Massenansammlung von weißen Blutkörperchen, die Krankheitserreger vernichten können. Weiße Blutkörperchen (Leukozyten) sind also ein wichtiger Bestandteil der Körperpolizei.

Ohne medizinische Hilfe wird das Immunsystem mit der bakteriellen Gelenkentzündung kaum fertig. Die Erreger können nicht nur in kurzer Zeit den Gelenkknorpel zerstören, sondern sich über die Blutbahnen im Körper ausbreiten und Organe schädigen. Liegt ein Erregernachweis vor, wird deshalb bei einem chirurgischen Eingriff das kranke Gelenk mit keimtötender Lösung durchgespült und abgesaugt. Regelmäßige Kontrolluntersuchungen sind nach der Besserung wichtig, damit es nicht zu Rückfällen kommt.

> **Ohne medizinische Hilfe wird das Immunsystem mit der bakteriellen Gelenkentzündung kaum fertig.**

Rheumatoide Arthritis
(PcP, primär chronische Polyarthritis)

Bei plötzlich auftretenden Gelenkschmerzen, die oft symmetrisch, also beidseitig etwa an Finger- oder Zehengelenken, aber auch an Hüften, Knien oder Schultern auftreten, kann es sich um rheumatoide Arthritis handeln. Es ist die

gemeinste, qualvollste und häufigste entzündliche Gelenkerkrankung überhaupt. Gemein vor allem auch deshalb,
weil sie schon Kinder befallen kann. Und tückisch, weil
sie schubweise auftritt. Ein akuter Schub kann ein paar
Wochen andauern, und im dann folgenden beschwerde-
freien Intervall sind alle Schmerzen wie verflogen. Das
aber macht die Behandlung doppelt schwierig. Denn es
stellt sich immer wieder die Frage: Hat die Therapie ange-
schlagen oder ist etwa ein akuter Schub vorübergegangen?
Allein in der Bundesrepublik sind ständig rund 800 000
Patienten wegen rheumatoider Arthritis in Behandlung –
Frauen dreimal so oft wie Männer. Die Ursache dieser
Erkrankung ist bis heute nicht eindeutig geklärt. Als Aus-
löser werden Viren und Bakterien, aber auch genetische
Faktoren und Fehlsteuerungen des körpereigenen Abwehr-
systems (Autoimmunprozesse) vermutet. Behandelt wird
mit verschiedenen Medikamentengruppen, bei schweren
Gelenkveränderungen auch mit operativen Eingriffen –
Maßnahmen, die das Leiden erträgli-
cher machen – ganz heilen lässt es
sich bis heute nicht.

**Früherkennung ist
für einen positiven
Behandlungsverlauf
ungeheuer wichtig.**

Früherkennung ist für einen positiven Behandlungsverlauf ungeheuer
wichtig. Schieben Sie deshalb einen Arztbesuch nicht auf,
wenn Glieder und Gelenke nach dem Aufstehen am Morgen steif sind, mindestens ein Gelenk fürchterlich wehtut,
wenn man daraufdrückt, mindestens ein Gelenk unnatür-

lich angeschwollen ist oder gar gleichzeitig gegenüberliegende Gelenke angeschwollen sind.

Tennisarm (Epicondylitis)

Ein Thema, das ausführlicher behandelt werden soll, denn diese „Allerweltskrankheit", oft mitleidig belächelt, raubt immer wieder millionenfach den Betroffenen die Freude an sportlicher Betätigung, am Arbeitsplatz, bei der Verrichtung alltäglicher Dinge. Dabei ist der vielzitierte Tennisarm keineswegs eine Sporterkrankung. Diese höllischen Schmerzen im und am Ellenbogengelenk können jeden treffen, der immer wieder gleiche Arbeitsgänge verrichten muss, die mit Beugen und Strecken der Finger-, Hand- oder Armmuskulatur verbunden sind: Hausfrauen trifft es beim Bügeln und Wäscheauswringen ebenso gut wie Handwerker beim Eindrehen von Schrauben, Gärtner beim Unkrautjäten, oder Menschen, die viel am Computer sitzen müssen – nicht von ungefähr spricht man auch von der „Sekretärinnenkrankheit". Welche Therapie hilft? Gipsen, spritzen, operieren? Alle drei Maßnahmen sind nicht optimal. Es ist sicher nicht vernünftig, den Arm ruhigzustellen, denn ein Gelenk braucht Bewegung, sonst rostet es ein. Aber gerade Bewegung tut so weh, dass manche Patienten kaum noch eine Kaffeetasse halten, geschweige denn ein Racket schwingen können. Doch selbst auf einem Röntgenbild lässt sich in der Regel kein krankhafter Befund ausmachen.

Arthritis ||| 53

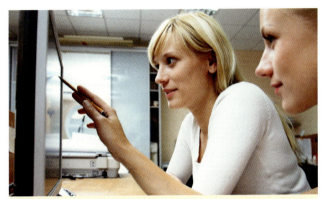

Menschen, die viel am Computer sitzen müssen, leiden besonders häufig am Tennisarm. © yanlev – Fotolia.com

Selbsttest: Handelt es sich um einen Tennisarm?

Strecken Sie den Arm aus und erfassen Sie mit der Hand die oberste Kante der Rückenlehne eines leichten Küchenstuhls. Versuchen Sie nun, den Stuhl senkrecht in die Luft zu heben. Spätestens wenn Sie jetzt vor Schmerzen unmittelbar am knöchernen Gelenkköpfchen des äußeren Ellenbogens laut aufschreien möchten, sind Sie betroffen.

Schließen Sie die Faust des schmerzenden Armes, strecken Sie den Arm vom Körper nach vorn weg und spannen Sie die Muskeln an. Drücken Sie nun mit dem gesunden Arm die geschlossene Faust nach unten – dadurch entstehen die typischen punktförmigen, stechenden und ausstrahlenden Ellbogenschmerzen.

Einige Leute, die ihren Tennisarm zum Glück wieder losgeworden sind, schwören auf das „Gesundspielen". In der Regel ist es aber besser, den Arm zunächst zu schonen.

Isometrische Übungen können beim Tennisarm helfen. Stattdessen sind sogenannte isometrische Übungen nützlich. Dabei werden bestimmte Muskelgruppen, Sehnen und Bänder ohne aktive Bewegung angespannt. Stützen Sie beispielsweise den kranken Arm gegen eine Wand oder eine Tür und verharren Sie in dieser Position zehn Sekunden. Dann schwingt man den Arm aus, um die beanspruchten Teile wieder zu lockern.

Auch sanfte Massagen des Ellbogens, etwa mit Lorbeeröl, können nützlich sein. Liegt aber eine akute Entzündung vor (Rötung, Schwellung und deutliche Hitze im Ellbogengelenk), kann man durch Massagen die Sache verschlimmern. Bevor Sie zum Arzt gehen, können Sie es noch mit Rotlichtbestrahlung, einer Fangopackung (in der Apotheke gibt es Fangoplatten, die man im Backofen aufheizen kann) oder einer Rheumasalbe versuchen.

Sollten Sie noch gar nichts versucht haben, um die Beschwerden zu bessern, holen Sie eine Handvoll Eiswürfel aus dem

Probieren Sie aus, was Ihnen besser tut: Eis oder Wärme? Gefrierfach des Kühlschranks, stecken Sie sie in einen Waschlappen und schlagen Sie mit einem Hammer das Eis klein. Diesen Eisverband legen Sie für etwa fünf Minuten auf den kranken Ellbogen. Bei länger andauernder Anwendung kann die Haut „verbrennen", aber Sie können die Eispackung ohne weiteres vier- bis fünfmal täglich wiederholen. Probieren Sie aus, was Ihnen besser tut: Nicht jedem hilft Eis, manchmal, bei schon chronisch gewordenen Beschwerden, ist Wärme eher angebracht.

Wenn die Schmerzen nicht verschwinden, wird vom Arzt in der Regel erst einmal Kortison in der Mischung mit einem leichten Heilbetäubungsmittel (Procain) gespritzt. Vielfach hilft eine Injektion – aber vielfach auch nicht. Und eine Operation? Davor sollten Sie sich wirklich so lange drücken, wie es eben möglich ist. Nicht selten kommen Tennisarmschmerzen nämlich auch von einer lädierten Halswirbelsäule. Von dort oben ziehen nämlich die schmerzleitenden Nerven bis hinunter in den Ellbogen.

Zwei Yoga-Übungen gegen den Tennisarm

Manchmal lässt sich der leidige Tennisarm mit zwei Yoga-Übungen kurieren, die darauf abzielen, die Halswirbelsäule zu lockern. Beide Übungen müssen regelmäßig gemacht werden, wenn sie helfen sollen.

1. „Der Pflug": Legen Sie sich auf den Rücken und versuchen Sie, die Beine so weit wie möglich über den Kopf zu heben (wenn es geht, bis die Zehenspitzen Bodenkontakt bekommen!).

2. „Das Kamel": Knien Sie sich auf den Boden und beugen Sie den Oberkörper nach hinten, bis Sie mit den Händen die Fersen ergreifen können; verharren Sie in dieser Position zwei bis drei Minuten.

Tennisarm-Schmerzen sind deshalb so problematisch, weil sie meist besonders aktiven Menschen jede Freude an ihrem geliebten Hobby, sei es Sport oder Computerspiele, nehmen können. Erfahrungsgemäß lässt sich Trost spenden: Eines Tages, nach kurzer oder längerer Leidenszeit, verschwindet der Tennisarm fast immer so, wie er gekommen ist.

Gicht

Obwohl Gicht eine völlig andere Ursache hat, rechnet man sie als eine Sonderform der akuten Gelenkentzündung (Arthritis) zum rheumatischen Formenkreis. Medizinisch gesehen ist ihre Betreuung und Behandlung sehr aufwendig und problematisch. Denn die Vielseitigkeit der Vorschriften und auch die damit verbundene Aufklärungsarbeit kosten viel Zeit und den Gichtpatienten ein hohes Maß an Selbstdisziplin.

Gicht ist ein nicht zu unterschätzender Risikofaktor für frühzeitige Arterienverkalkung.

Gicht ist keineswegs „nur" eine Gelenkerkrankung, sondern eine schwere Stoffwechselstörung, die das gesamte Wohlbefinden beeinträchtigen kann. Durch die Ablagerungen von Harnsäurekristallen in der Niere kommt es nicht selten zu Organschädigungen. Die Folge davon ist hoher Blutdruck, unter welchem etwa die Hälfte aller Gichtpatienten leiden. Rund 20 Prozent von ihnen sind außerdem zuckerkrank. Schließlich ist die Gicht auch ein nicht zu unterschätzender Risikofaktor für eine frühzeitige Arterienverkalkung.

Während eines akuten Anfalls kann der Arzt gewöhnlich leicht ein Gichtleiden erkennen: Zu 90 Prozent beginnt das „Zipperlein" im Grundgelenk der großen Zehe: Hitzegefühl, Rötung, Schwellung und peinigender Schmerz bei leisester Bewegung und Berührung sind fast untrügliche Anzeichen. Die exakte Diagnose aber liefert ein Laborbefund. Wenn der Harnsäurespiegel im Blut über 6,5 Milligramm pro 100 Kubikzentimeter Serum steigt, ist an Gicht nicht mehr zu zweifeln. Heute weiß man, dass die Stoffwechselstörung erblich ist. Doch keineswegs wird jeder, der diese Erbanlage in sich trägt,

Gicht wird auch als „Wohlstandskrankheit" bezeichnet.

auch eines Tages zum Gichtpatienten. Denn ausschlaggebend ist erst das Überangebot von Harnsäure im Körper. Sie lagert sich in Form von feinen Kristallen im Bindegewebe, an den Gelenken und in der Niere ab. Oft bilden diese Kristallansammlungen typische Gichtknoten, die auch an den Ohrknorpeln auftreten können.

Neben der Erbanlage führt also ein zweiter Faktor zur Stoffwechselentgleisung. Und das sind üppiges Essen und ein Übermaß an Genussmitteln. In Notzeiten – so in den Hungerjahren nach dem Zweiten Weltkrieg – kommt die Gicht höchst selten vor. Deshalb wird sie mit Recht auch als „Wohlstandskrankheit" bezeichnet. Bisher konnte man davon ausgehen, dass Männer etwa zehnmal häufiger von Gicht betroffen waren als Frauen. Aber in den letzten Jahren hat sich das Bild gewandelt. Immer häufiger leiden auch Frauen unter Gicht – nicht zuletzt eine Folge ihres gesteigerten Alkoholkonsums. Denn Alkohol enthält den Wirkstoff Purin, der in der Leber in Harnsäure umgewandelt wird. Darüber hinaus hemmt Alkohol die Harnsäureausscheidung und lässt ihre Konzentration im Körper ansteigen. Mit Umsicht zu genießen sind deshalb insbesondere Sekt, Burgunderwein, Sherry und Bier. Purinhaltig sind aber auch viele andere Nahrungsmittel, vor denen sich der Gichtpatient nach dem ersten Anfall unbedingt hüten muß. Dazu gehören alle Innereien wie Leber, Nieren, aber auch fettes Fleisch und einige Fischsorten wie Ölsardinen, Sprotten und Sardellen. Reichlich Purin steckt auch in Kaffee, Tee und Schokolade – hier kommt die Substanz allerdings in chemischen Verbindungen vor, die vom Körper nicht in Harnsäure umgewandelt werden können. Gichtpatienten brauchen also auf diese Genussmittel nicht zu verzichten.

Zur Senkung der Harnsäurewerte im Blut stehen auch Medikamente zur Verfügung. Bei 80 Prozent der Patienten kann ein Präparat mit dem Wirkstoff Colchicin, der aus der giftigen Herbstzeitlose gewonnen wird, den Gichtanfall bessern. Daneben gibt es Arzneimittel, die entweder die Harnsäure-Ausscheidung steigern oder die Bildung von Harnsäure hemmen. Aber alle diese Mittel können die Gicht nicht beseitigen. Der nächste Anfall wird nicht lange auf sich warten lassen, wenn das Grundleiden nicht an der Wurzel behandelt wird.

Arthritis ||| 59

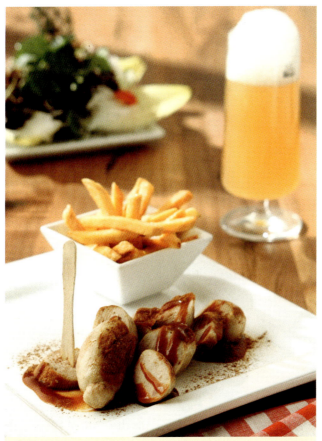

Wem schmeckt sie nicht, die Currywurst. Üppiges Essen und ein Übermaß an Alkohol können jedoch Gicht auslösen.

© redhorst – Fotolia.com

Eine entsprechende Diät ist deshalb das A und O jeder Gichtbehandlung. Als Faustregel für die Ernährung von Gicht-
kranken und Gichtgefährdeten gilt eine Zusammenstellung
der Nahrung aus 50 Prozent Kohle-
hydraten, 35 Prozent Fett und 15 Prozent Eiweiß. Wie eng gutes Leben
und Gicht zusammenhängen, beweist
auch die Tatsache, dass die Hälfte aller Gichtpatienten er-
hebliches Übergewicht hat. Dem Kranken wird deshalb
stets nahegelegt, bis zum Normalgewicht abzunehmen.

Die richtige Diät ist das A und O jeder Gichtbehandlung.

Bechterewsche Krankheit

Vor gut 100 Jahren beschrieb der russische Arzt Wladimir
Michailowitsch Bechterew das Krankheitsbild zum ersten
Mal. Der „Bechterew", wie das Leiden heute salopp genannt
wird, ist derart schwierig zu erkennen, dass es oft zehn
Jahre und länger dauert, bis die Diagnose gestellt wird. Das
ist der Grund, warum nur etwa 150 000 Bechterew-Patien-
ten in Deutschland behandelt werden, nach Schätzungen
aber mehr als eineinhalb Millionen
Bundesbürger darunter leiden.
Insbesondere ist es die Morgensteifigkeit, die den Betroffenen zu schaffen
macht. Wenn man sich endlich auf-
gerappelt und bewegt hat, geht es einem zwar besser, aber
meist sind die stumpfen Schmerzen in Lenden- und Gesäß-
region nach einer Ruhephase wieder da. Der lateinische

Insbesondere Morgensteifigkeit macht den Betroffenen bei Bechterew zu schaffen.

Name „Spondylitis ankylosans" verrät, was dahintersteckt. Er bedeutet so viel wie „versteifende Wirbelentzündung". Im Verlauf der Erkrankung können vor allem die Wirbelsäulengelenke unbeweglich werden und die Wirbelsäule sogar total verknöchern, so dass man nicht zu Unrecht von einer Bambusstabwirbelsäule spricht. So kommt es bei Bechterew-Kranken nicht selten zu einer charakteristischen, leicht nach vornüber gebeugten Zwangshaltung. Oft gesellen sich schmerzhafte Entzündungen an Hüft-, Schulter- und Kreuz-Darmbein-Gelenken hinzu, vor allem auch an den Sehnenansätzen.

Diese chronisch verlaufende rheumatische Erkrankung beginnt fast immer bei jungen Erwachsenen zwischen 20 und 25 Jahren und trifft Frauen und Männer gleichermaßen. Eindeutige Labortests gibt es noch nicht, aber bei rund 90 Prozent der Betroffenen findet sich das sogenannte HLA-B27-Gen im Blut. Gewiss spielen auch

Bechterew tritt familiär gehäuft auf.

Erbfaktoren bei der Entstehung eine Rolle. So ist gesichert, dass der Bechterew familiär gehäuft auftritt. Mithilfe von Röntgenaufnahmen und Magnetresonanztomografie lässt sich die Diagnose weiter erhärten.

Mögliche Therapieansätze sind regelmäßige Bewegung, systematische Krankengymnastik und nicht-steroidale (entzündungshemmende) Antirheumatika.

Untersuchungs- und Heilmethoden

Statistisch lässt sich bei rund 35 Millionen Bundesbürgern im Röntgenbild eine Arthrose nachweisen. Bei etwa 15 Millionen ist der damit verbundene Knorpelverschleiß so weit fortgeschritten, dass sie in ärztlicher Behandlung sind. Mit modernsten Hilfsmitteln kommt der Arzt der Erkrankung auf die Spur.

Anamnese

Vor der eigentlichen Untersuchung erfolgt die ausführliche Erhebung der Krankengeschichte, die Anamnese. Hier finden sich oft wichtige Hinweise für die Grundlage der Gelenkbeschwerden. Seien es nun Vorerkrankungen wie z. B. der Diabetes mellitus (die Zuckerkrankheit) oder Vor-Operationen wie Gelenkspiegelungen oder Knochenbrüche in der Jugend.

Danach folgt die Inspektion des Gangbildes des Patienten und eine Überprüfung der Gangvariationen, ebenso eine Überprüfung der Beweglichkeit der Wirbelsäule und der oberen und unteren Extremitäten, also von Armen und Beinen. Die schmerzhaften Gelenke werden nun einzeln

Anamnese ||| 63

untersucht und getastet (Palpation). Hierbei finden sich unterschiedliche Kriterien über die Beweglichkeit, ggf. Reibe- und Knackgeräusche, die auf einen Verschleiß hinweisen. Außerdem wird auf Zeichen der Entzündung oder der Instabilität von Bändern oder Menisken geachtet.

> **Der Gelenkstatus wird durch eine Verlaufskontrolle überprüfbar gemacht.**

Diese Befunde zeigen den Gelenkstatus an, der im weiteren Krankheitsverlauf durch eine Verlaufskontrolle immer wieder überprüfbar ist: Sie macht alle Veränderungen dokumentierbar – zum Guten wie zum Schlechten.

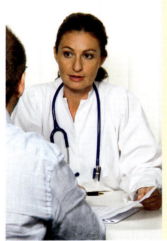

Vor jeder Untersuchung steht zunächst die Erhebung der Krankengeschichte.

© Gina Sanders – Fotolia.com

Bildgebende Untersuchungsverfahren

Sollte die Anamnese nicht ausreichen, stehen den Ärzten heute sehr gute bildgebende Untersuchungsmethoden zur Verfügung.

Ultraschall-Sonografie

Entzündungen, Ergüsse und Abnutzungserscheinungen an den Gelenken lassen sich mit einer Ultraschall-Untersuchung (Sonografie) sicher beurteilen. Von den bildgebenden Verfahren ist die Methode nicht zuletzt deshalb so beliebt, weil sie für den Patienten schmerzfrei und risikolos ist. Über ein spezielles Gerät werden dabei Schallwel-

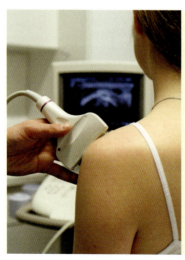

Ultraschall-Untersuchung an der Schulter

© Sven Bähren – Fotolia.com

len in den Körper gelenkt, von den betroffenen Organen, Geweben oder Knochen reflektiert, vom Schallkopf umgewandelt und auf einem Monitor sichtbar gemacht.

Digitale Röntgenuntersuchung

Herkömmliche Röntgenuntersuchungen werden von vielen Patienten aus Angst vor den damit verbundenen Strahlen mit Skepsis aufgenommen. Die bisher gebräuchlichen Standardgeräte wurden jedoch weitgehend von der digitalen Röntgentechnik abgelöst. Das bedeutet: Minimale Strahlendosis durch kürzere Belichtungszeiten und deutlich geringere Belastung für den Patienten sowie bessere Bildbearbeitungsmöglichkeiten für den Arzt. Aus der orthopädischen Praxis ist das Röntgen an sich kaum wegzudenken, weil es einen genauen Einblick in Knochen- und Weichteilstrukturen zulässt. Bei operativen Eingriffen, etwa zum Einsetzen von Endoprothesen, sind Röntgenverfahren unverzichtbar.

Die digitale Röntgenuntersuchung bedeutet eine deutlich geringere Strahlenbelastung.

Computertomografie (CT)

Dieses diagnostische Verfahren ist äußerst aussagekräftig. Der Patient wird dazu in eine Art Tunnel geschoben und mittels rotierender Röntgenstrahlen aus den verschiedensten Richtungen durchleuchtet. Anhand einer großen Anzahl von Schnittbildern kann vom Computer ein dreidimensionales Bild errechnet werden, dessen Deutlichkeit durch den Einsatz von Kontrastmitteln noch gesteigert wird. Dennoch zögert der Arzt oft, diese Methode anzuwenden – aber keineswegs, weil sie etwa zu teuer und zu aufwendig wäre, wie viele Patienten glauben mögen. Entscheidend für eine CT-Untersuchung ist die Berücksichtigung des damit verbundenen Risikos – die Strahlenbelastung ist erheblich höher als bei normalen Röntgenaufnahmen. In Problemfällen sollte jedoch die hohe Aussagekraft den Einsatz der Computertomografie rechtfertigen.

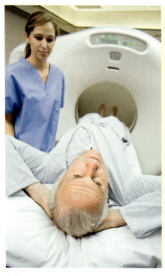

Bei der CT wird der Patient in eine Art Tunnel geschoben und mittels rotierender Röntgenstrahlen aus den verschiedensten Richtungen durchleuchtet.

© monkeybusinessimages – iStockphoto.com

Magnetresonanztomografie (MRT)

Eine immer häufiger genutzte und risikoarme Alternative zur Computertomografie steht mit der Magnetresonanztomografie (MRT) zur Verfügung. Hiermit lassen sich Schnittbilder des Körpers ganz ohne belastende Röntgenstrahlen erzeugen. Bei zahlreichen krankhaften Veränderungen zum Beispiel an Knochen, Menisken, Bändern oder Gelenkknorpeln reichen diese Aufnahmen zur Beurteilung der Schwere einer Erkrankung aus. Bei dem Verfahren wird mit starken Magnetfeldern gearbeitet, die im Körper Atomkerne anregen, die dann schwache elektromagnetische Felder aussenden. Detektoren können diese Felder messen und zu Bildinformationen umrechnen.

Medikamente

Nicht-steroidale Antirheumatika

Viele Patienten mit Gelenkproblemen können ohne Arzneimittel gar nicht mehr auskommen. Zu heftig sind die schmerzhaften Zustände, unter denen sie selbst in Ruhephasen leiden. Unter den wirksamsten Präparaten, die das Leben erträglicher machen, haben die nicht-steroidalen Antirheumatika (abgekürzt NSAR) einen besonderen Stellenwert. Diese Mittel nehmen nicht nur zuverlässig den Schmerz, sondern wirken außerdem entzündungshemmend – besitzen also genau die Eigenschaften, die man sich bei einer Arthrose wünscht. Deshalb gehören die

Untersuchungs- und Heilmethoden

NSAR auch zu den Arzneimitteln, die am häufigsten gegen Gelenkbeschwerden verschrieben werden.

Ein Medikament, das hochwirksam in den Stoffwechsel eingreift, hat allerdings auch immer unerwünschte Wirkungen – die vielzitierten Nebenwirkungen. In diesem Zusammenhang sind es insbesondere Komplikationen im Magen-Darm-Trakt; schlimmstenfalls kann es zu Magenblutungen kommen. Das rührt daher, dass zwar Entzündungsvorgänge, aber auch die Bildung von magenschützenden Substanzen gehemmt wird. Wer auf NSAR angewiesen ist, sollte deshalb nach Absprache mit seinem Arzt zusätzlich ein Magenschutzpräparat (sogenannte Protonenpumpenhemmer) einnehmen.

In der Regel sind Nebenwirkungen lediglich bei einer Langzeiteinnahme zu befürchten.

Panik vor solchen Medikamenten ist allerdings fehl am Platz. In der Regel sind Nebenwirkungen lediglich bei einer Langzeiteinnahme zu befürchten. Wer nur hin und wieder bei Bedarf zu nicht-steroidalen Antirheumatika greift, wird kaum davon heimgesucht. Eine unkontrollierte Einnahme auf eigene Faust, vor allem wenn man sie mit anderen freiverkäuflichen Schmerztabletten oder blutverdünnenden Mitteln einnimmt, sollte jedoch unbedingt vermieden werden.

Kortison

Kortison ist das stärkste entzündungshemmende Medikament, das die Medizin kennt. Mit Erfolg setzt man Kortison bei schweren Erkrankungen wie Gelenkrheuma, Asthma, Hautleiden, Schockzuständen und Organtransplantationen ein. Als vor etwa 60 Jahren die ersten Rheumapatienten erfolgreich mit Kortison behandelt wurden, staunte die ganze Welt über das neue Wundermittel. Doch in der Langzeittherapie stellte sich heraus, welche Nebenwirkungen das Medikament mit sich brachte: Das körpereigene Abwehrsystem wird geschwächt, und dadurch stellen sich vermehrt Infektionskrankheiten ein. Typische Symptome zeigen sich bei Patienten, bei

Die Anwendung von Kortison kann lebensrettend sein.

denen Kortison auf lange Zeit überdosiert wird: Es kommt zur Stammfettsucht mit einem runden Mondgesicht (Cushing-Syndrom), Knochen-, Organ- und Hautschäden. Dennoch: Bei vielen Erkrankungen ist nur durch eine Kortisonbehandlung Heilung zu erwarten. Die hunderttausendfach erwiesene, oft lebensrettende Anwendung von Kortison wird ihren Wert nicht verlieren, wenn man es versteht, mit diesem eigentlich natürlichen und körpereigenen Stoff verantwortungsbewusst umzugehen.

Natürlich und körpereigen? Ja, denn das Hormon Kortisol wird von der Nebennierenrinde täglich ins Blut abgegeben. Über die Hirnanhangdrüse beeinflusst Kortisol unser Wohlbefinden. Ohne Kortisol wären wir nicht in der Lage,

Stress-Situationen zu meistern. Die Nebennierenrinde gibt regelmäßig Kortisol ins Blut ab. Als es der Pharmaindustrie gelang, Kortisol künstlich herzustellen, nannte man das Arzneimittel „Kortison". Heute kann es in Form von Salben, Tabletten oder Injektionen verabreicht werden.

Damit Entzündungen günstig beeinflusst werden, muss Kortison vorübergehend in höherer Dosierung eingenommen werden. In der Regel wird heute nur kurzfristig mit Kortison behandelt. Bei der täglichen Einnahme von 5 Milligramm Kortison kommt es kaum zu unerwünschten Wirkungen, wenn die Therapie nach etwa sechs Monaten beendet wird. Liegt die tägliche Dosis höher als 7,5 Milligramm, können Probleme auftreten. Deshalb müssen Arzt und Patient während einer Kortisontherapie eng zusammenarbeiten. Wird Kortison beispielsweise über einen längeren Zeitraum eingesetzt, kann die Nebennierenrinde mit der Zeit die körpereigene Produktion verringern. Wenn das geschieht, darf Kortison nicht von heute auf morgen abgesetzt werden: Der Patient muss sich langsam aus der Therapie „ausschleichen", damit der Körper wieder zur Eigenproduktion angeregt wird.

Arzt und Patient müssen während einer Kortison-therapie eng zusammenarbeiten.

Wer Kortison einnimmt, sollte sich an folgende Regeln halten:

- Nie mehr Kortison einnehmen als nötig. Die Behandlung nicht ohne Rücksprache mit dem Arzt unterbrechen. Täglich das Gewicht prüfen, bei Gewichtszunahme mit dem Arzt sprechen. Auf eine ausgewogene Ernährung mit viel Vitaminen, Eiweiß, Milchprodukten, Aprikosen, Bananen und Kartoffeln achten. Salz und Zucker vermeiden.

- Für ausreichende Bewegung sorgen.
- Wenn eine Erkrankung oder Magen- und Rückenschmerzen auftreten, den Arzt aufsuchen.

Wie Sie Kortisol selbst „herstellen" können

Wenn man morgens vor acht Uhr eine kalte Dusche nimmt, bedeutet dies für den Organismus eine Stress-Situation – daraufhin schüttet die Nebennierenrinde eine Dosis von etwa 5 Milligramm Kortisol aus – viele Patienten können so bereits eine Tablette in der Früh sparen.

Spritzen ins und ans Gelenk

Bei der Therapie von Gelenkerkrankungen macht man sich die stark entzündungshemmende Eigenschaft von Kortison vor allem in Form von Injektionen zunutze. Die Vorteile liegen dabei auf der Hand: Spritzt man es beispielsweise zusammen mit einem lokalen Betäubungsmittel in oder an das Gelenk, tritt meist sofortige Schmerzfreiheit ein; durch den Wirkungseintritt vor Ort wird der übrige Körper kaum belastet. Oft erzielt man dadurch eine anhaltende Besserung des Beschwerdebildes. Die Schmerzfreiheit hält erfahrungsgemäß drei Wochen vor, dann sollte die Injektion wiederholt werden. Als Dauertherapie eignen sich Kortisonspritzen aber nicht. Wenn drei bis fünf Injektionssitzungen keine Heilung gebracht haben, wird in der Regel ein anderer Therapieweg eingeschlagen.

Phonophorese

Die Methode, Medikamente über die Haut in den Körper einzuschleusen, macht man sich zunehmend in der Orthopädie zunutze. Dabei wird hauptsächlich entzündungshemmendes und schmerzlinderndes Arznei-Gel auf die Haut aufgetragen und mittels Ultraschall ins Gewebe trans-

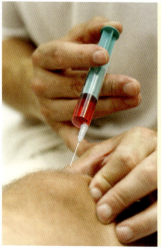

Spritzt man Kortison beispielsweise zusammen mit einem lokalen Betäubungsmittel in oder an das Gelenk, tritt meist sofortige Schmerzfreiheit ein.

© Marcel A. Hasübert – Fotolia.com

Medikamente | 73

portiert. Wie tief die Wirkstoffe in den Körper eindringen, lässt sich über die Frequenz der Ultraschallwellen steuern. Vorteil der Phonophorese: Arzneimittelwirkstoffe gelangen unmittelbar an den Krankheitsherd, der Umweg über Magen und Darm wie bei der Tabletteneinnahme fällt weg, Organe werden weniger mit unerwünschten Wirkungen belastet.

Tapen

Das Wort „tape" kommt aus dem englischen und heißt so viel wie Band. Ein Tape-Verband dient zur funktionellen Ruhigstellung der verletzten Region. Das bedeutet, dass nur

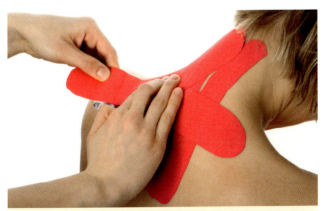

Zum Tapen werden Tapestreifen verwendet, die direkt auf die Haut geklebt werden. Der Vorteil: Sie können sich weiterhin bewegen, die verletzten Regionen jedoch schonen. © Philartphace – iStockphoto.com

Untersuchungs- und Heilmethoden

die kranken Gebiete stillgelegt werden und nicht – wie etwa bei einem Gipsverband – der gesamte Körperteil. In der Sportmedizin werden heute Tape-Verbände bei Zerrungen, Überdehnungen, Verstauchungen, aber auch beim „Tennisellenbogen" eingesetzt. Zum Tapen werden sogenannte Tapestreifen verwendet, die direkt auf die Haut geklebt werden. Der Vorteil ist, dass man sich weiterhin bewegen kann und trotzdem die verletzten Regionen geschont werden. Unter einem Tape-Verband kann gleichzeitig auch eine Salbe aufgetragen werden. Tapen kann man allerdings nicht selber – diese Therapie muss von einem geschulten Mediziner oder Physiotherapeuten durchgeführt werden.

Ein Tape-Verband dient zur Ruhigstellung der verletzten Region.

So helfen Sie sich selbst

Die einfachsten, billigsten und zugleich nützlichsten Hausmittel gegen Gelenkbeschwerden sind die Temperaturanwendungen. Kalte und warme, sogar heiße Wickel, Heizkissen- und Wärmflaschenauflagen, aber auch Eis-Chips aus dem Kühlschrank bringen häufig rascher und zuverlässiger Linderung als eine Schmerztablette.

Kalt oder warm?

Kalte Anwendungen setzen die Stoffwechselleistung herab, wirken schmerzlindernd, zusammenziehend, abschwellend und blutstillend. Bei allen akuten Gelenkbeschwerden, einer Arthritis, einer Verstauchung, Zerrung, Bänder-, Kapsel-, Meniskusverletzung oder beim Tennisarm und entzündlichen Prozessen (das Gelenk ist dann dick, rot und heiß!) sowie bei Gelenkergüssen ist Kälte richtig. Warme Anwendungen wirken dagegen entspannend, beruhigend, erhöhen die Stoffwechselleistung im und am Gelenk, wodurch vermehrt Schlacken und Körpergifte abtransportiert und ausgeschieden werden. Bei chronischen Beschwerden, Arthrosen, also Abnutzungserscheinungen am Gelenkknorpel, wirkt deshalb die Wärme schmerzlindernd.

Wärmebehandlung

Egal, welche Temperaturen das Wetter beschert – wenn man gesund ist, liegt die Körpertemperatur immer bei 37 Grad. Diese Tatsache ist zwar erstaunlich, aber die Erklärung ist ganz einfach: Auf der Hautoberfläche liegen rund 300 000 Kälte- und 25 000 Wärmepunkte. Diese sogenannten Rezeptoren melden jede Temperaturveränderung über Nervenbahnen ans Gehirn. Von dort wird dann über ein raffiniertes Regelsystem für die stets gleichbleibende Körpertemperatur gesorgt. Bei eng umschriebenen, lokalen Temperaturveränderungen am Körper passiert etwas Ähnliches: Bei einem kalten oder warmen Fußbad sinkt oder fällt beispielsweise die Temperatur im äußeren Gehörgang um ein halbes Grad ab.

Rezeptoren melden jede Temperaturveränderung über Nervenbahnen ans Gehirn.

Es gibt also nicht nur eine Verbindung zwischen Füßen und Ohren, sondern auch eine Reaktionsmöglichkeit auf den Temperaturreiz: Die Fernwirkungen im Organismus werden über die nervöse Steuerung ausgelöst. Legt man beispielsweise eine Wärmepackung auf den Rücken, entspannt sich nicht nur die Rückenmuskulatur – die in der Haut gelegenen Nervenenden vermitteln den Wärmereiz darüber hinaus an innere Organe. Der englische Neurologe Henry Head teilte Anfang des 20. Jahrhun-

Durch lokale Wärme kann man eine Umstimmung im gesamten Organismus hervorrufen.

Kalt oder warm? 77

derts den Rücken in einzelne Segmente ein (sogenannte Head'sche Zonen), von welchen aus sich ganz gezielt auch entfernte Organe behandeln lassen. Die seit langem bekannte Tatsache, dass man durch lokale Wärme eine Umstimmung im gesamten Organismus hervorrufen kann, macht man sich vor allem in der Behandlung von rheumatischen Beschwerden zunutze.

Die Wärmepackung auf einem Körperteil (Gelenk, Rückenpartie, Lendengegend) sorgt zwar zunächst in einem bestimmten Abschnitt für eine bessere Durchblutung, die Steigerung der körpereigenen Abwehrkräfte und eine Entspannung der Muskulatur. Durch eine darauf folgende

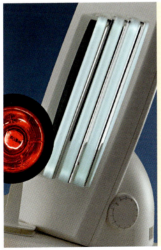

Wärmeanwendungen kennt man in der Hausmedizin schon lange. Neuzeitlichere Wärmequellen sind Heizstrahler oder Rotlichtlampe. © hs – Fotolia.com

Blutumverteilung ergibt sich aber insgesamt ein Müdig-keitsgefühl, bei größeren Wärmeanwendungen sogar eine deutliche Kreislaufbelastung. Das ist der Grund, warum man nach Wärmeanwendungen immer zwanzig Minuten bis eine halbe Stunde – beispielsweise nach einem heißen Vollbad oder einem Saunagang – nachruhen sollte. Wär-mequellen macht man sich in der Hausmedizin seit je zunutze: Heiße, mit Heu gefüllte Säckchen werden gerne aufgelegt, auch tönerne und metallene Wärmeflaschen oder solche aus Gummi, ebenso feuchtheiße Wickel. Neu-zeitlichere Wärmequellen sind das elektrische Heizkissen, Heizstrahler oder die Rotlichtlampe.

Kältebehandlung

Gegen Entzündungen haben sich beispielsweise Eistauch-bäder bewährt. Für eine Anwendung füllt man in eine Schüssel oder einen Eimer zunächst fünf Liter kaltes Was-ser und gibt dann eine Handvoll Eis-würfel hinzu. Die Temperatur des Wassers sollte bei ein bis vier Grad lie-gen. Die betroffenen Gelenke werden dann für 30 bis 60 Sekunden in dieses Eiswasser eingetaucht und wieder herausgenommen. Man wiederholt den Vorgang, sobald sich das Gelenk wieder erwärmt hat. Will man einen Erfolg erzielen, müssen die Anwendungen wenigstens fünfmal hintereinander erfol-gen, und das mehrmals täglich. Die Tauchbäder eignen sich

Für akut entzündete Gelenke ist Kälte das Hausmittel Nummer eins.

sehr gut bei Ellenbogen- oder Handgelenkentzündungen. Für akut entzündete Gelenke ist Kälte das Hausmittel Nummer eins.

Auch so lässt sich das kranke Gelenk kühlen:
- Feuchtkalter Wickel, der immer erneuert wird, wenn er sich erwärmt hat.
- Abreibungen mit Eisstückchen aus dem Gefrierfach; stets pausieren, wenn ein sogenannter Kälteschmerz auftritt.
- Eislolly im Dreisternefach herstellen: Wasser im Joghurtbecher gefrieren lassen, vor dem Vereisen einen Eierlöffel als Griff hineinstecken. Der Eislolly ist für Abreibungen besonders praktisch.

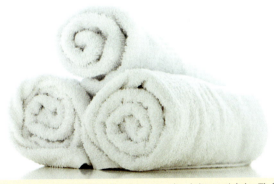

Ein zusammengerolltes, feuchtes Handtuch lässt sich im Tiefkühlfach sehr gut herunterkühlen und eignet sich perfekt für kühle Abreibungen. © photographer28 – Fotolia.com

- Kältespray auftragen.
- Moorpackungen und Gelkissen (Apotheke) aus dem Kühlschrank als Packung auflegen.
- Feuchtes Handtuch im Gefrierfach kühlen und um das schmerzende Gelenk wickeln (passt sich gut den Körperformen an) oder für Abreibungen verwenden.

Quarkpackung

Ein kühler Quarkwickel entzieht einem heißen und geschwollenen Gelenk die Wärme und verringert damit die Entzündungsbereitschaft. Am besten nimmt man Magerquark aus dem Kühlschrank, lässt ihn in einem Sieb abtropfen und streicht ihn mindestens messerrückdick auf den Krankheitsherd. Darüber wickelt man ein trockenes Leinentuch, damit sich die Auflage nicht zu schnell erwärmt. Das ist nach etwa 20 Minuten der Fall. Dann wird der Wickel abgenommen und das Gelenk kühl abgewaschen.

Traditionelle Hausmittel

Neben der Wärme- und Kältetherapie gibt es weitere Methoden, mit denen Sie Ihren Gelenken etwas Gutes tun können.

Heilerde

Zu den bewährten Maßnahmen zur Schmerzlinderung gehört ein Umschlag mit kaltem Heilerdebrei. Dazu verrührt

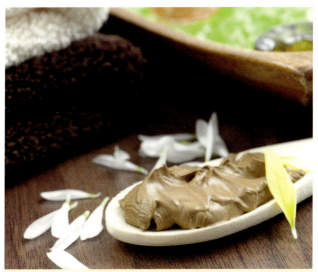
Heilerde ist eine bewährte Maßnahme, um Schmerzen zu lindern.
© Cogipix – Fotolia.com

man vier Esslöffel fein pulverisierte Heilerde zur äußerlichen Anwendung mit kaltem Wasser, schmiert den Brei großzügig auf den betroffenen Bereich und deckt ihn mit einem Leinentaschentuch ab. Dieser „Verband" bleibt so lange liegen, bis die Heilerde angetrocknet ist.

Wacholderbeerenkur

Vom berühmten Wasserdoktor, dem Pfarrer Sebastian Kneipp, stammt die Empfehlung für eine Wacholderbeerenkur bei sämtlichen rheumatischen Erkrankungen. Dabei geht man nach folgendem Schema vor: Am ersten Tag kaut man vier getrocknete Beeren, am zweiten fünf, am dritten Tag sechs und so fort – bis man am zwölften Tag 15 Beeren erreicht hat. Dann dosiert man zurück auf 14, 13, zwölf Beeren und so weiter, bis man wieder bei vier Beeren angelangt ist. Die Inhaltsstoffe des Wacholders bessern die Ernährungsverhältnisse von Sehnen, Muskeln und Gewebe und lindern die oft starken Schmerzen bei Gelenkschäden. Wacholderbeeren schmecken süßlich, hinterlassen dann allerdings einen sehr bitteren Nachgeschmack. Das ist nicht jedermanns Sache. Wichtig: Die Inhaltsstoffe des Wacholders können die Nieren reizen, so dass sich solch eine Kur nur für Nierengesunde eignet.

Die Wacholderbeerenkur stammt vom Wasserdoktor Sebastian Kneipp.

Gelatine

Schon seit Jahrhunderten schätzt man die besonderen Eigenschaften der Gelatine und verwendet sie zur Nahrungsergänzung bei Nagelproblemen, dünnem und splissigem Haar, bei schlaffem Bindegewebe und für die alternden Gelenke. Gelatine weist eine Eiweißstruktur (Aminosäuren) auf, die genau der des menschlichen Knorpels und der des Bindegewebes entspricht. Deshalb: Oft Brühe aus Kalbsknochen trinken (daraus wird die Gelatine hergestellt!) oder gemahlene Gelatine unter den Joghurt rühren – beide enthalten jene

Substanzen, die den Gelenkknorpel gesund erhalten und erneuern. Es wurde nachgewiesen, dass sich die Gelatinemoleküle bereits sechs Stunden nach der Aufnahme am Knorpel anlagern. Außerdem lässt sich auch eine höhere Aktivität der Chondrozyten, der „Knorpelfabriken" im Gelenk, nachweisen. Weitere Studien belegen, dass Gelatine den Schmerzmittelbedarf bei Arthrose-Patienten auf ein Viertel der üblichen Tagesdosis absenken kann.

Gelatinemoleküle lagern sich bereits sechs Stunden nach der Aufnahme am Knorpel an.

Kupferarmbänder – nur Aberglaube?

Auch wenn es keine wissenschaftliche Erklärung dafür gibt, schwören Betroffene (besonders Tennisspieler und Golfer) auf ein Kupferarmband. Modegag, Aberglaube oder Arznei? Das Kupferarmband wird bei verschiedensten Schmerzzuständen seit Jahrhunderten auch in der Fachliteratur gelobt. Tatsächlich gibt es eine australische Untersuchung, nach welcher das Gewicht eines Kupferarmbandes durch ständiges Tragen am Handgelenk im Schnitt monatlich um 13 Milligramm abnimmt. Da Kupfer von Schweiß aufgelöst wird, lässt sich vermuten, dass Kupferionen über die Hautporen in den Blutkreislauf eingeschleust werden, wodurch sich ein therapeutischer Effekt ergibt. Denn der Kupferspiegel im Blutserum erhöht sich deutlich bei rheumatischen Erkrankungen und Infektionskrankheiten. Mit anderen Worten: Durch vermehrte Kupferausschüttung versucht der Organismus, das Abwehrsystem zu mobilisieren und verstärkt Immunstoffe zu bilden. Und die Leber ist in der Lage, das Spurenelement zu speichern!

Probieren Sie aus, ob ein Kupferarmband hilft.

Ein Körnchen Wahrheit mag am Glauben an das Kupferarmband dran sein – sicher ist jedoch, dass man sich mit einem Armband am Handgelenk, gleich aus welchem Material, nicht schaden kann.

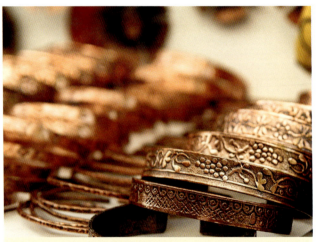

Auch wenn es keine wissenschaftliche Erklärung dafür gibt – viele Patienten, besonders Tennisspieler und Golfer, schwören auf ein Kupferarmband. Probieren Sie es einfach aus! © Orhan Çam – Fotolia.com

Sport und Bewegung – gut für die Gelenke

Die richtige sportliche Betätigung kann auf völlig natürliche Weise wahre Wunder bewirken – vorbeugend und sogar heilend. Und mit dem Körper profitiert die Seele, denn sportliche Betätigung – im richtigen Maße ausgeübt – hebt die Stimmung, weil alle Körperfunktionen in Schwung gebracht werden und auch das Gehirn besser durchblutet und mit Sauerstoff versorgt wird.

Warum Sport?

Moderne Transportmittel, technische Hilfen und veränderte Arbeitsbedingungen haben unser Leben in vielen Bereichen bequemer gemacht. Unsere Großeltern mussten noch wesentlich mehr Wege zu Fuß zurücklegen, und im Haushalt wurde ihnen härtere körperliche Arbeit abverlangt, denn es standen deutlich weniger automatische Helfer zur Verfügung. Doch jede Medaille hat zwei Seiten: Weil die Technik uns so viel an körperlicher Belastung abnimmt, verbringen wir deutlich mehr Zeit im Sitzen, und auch hier ist ein Zuviel schädlich: Wir sitzen in

Auto, Bus und Bahn, im Büro und abends zuhause. Unsere Gelenke und Muskeln, die Organe und damit der gesamte Kreislauf bleiben dabei oft tagelang unterfordert – und diese Bewegungsarmut macht krank. Insbesondere unsere Gelenke brauchen Schmiere, die erst durch Bewegung entsteht. Das Kreislaufsystem muss regelmäßig belastet werden, und zwar bis zum Schwitzen, wenn es keine gesundheitlichen Gründe gibt, die dagegen sprechen. Sonst fällt das Treppensteigen schon bald schwer, und man kommt bei den geringsten Belastungen aus der Puste. Vor allem in der zweiten Lebenshälfte sollte man für die Bedürfnisse des Körpers ein offenes Ohr haben.

Gymnastik

Gymnastik ist die einfachste und billigste Maßnahme, um rasch oder einfach zwischendurch etwas für seine Gesundheit zu tun. Kurz recken und strecken, die Wirbelsäule dehnen, einmal in die Knie gehen, das ist bereits Gymnastik. Das Wort stammt aus dem Altgriechischen; „gymnos" bedeutet so viel wie „nackt". So turnt man heute zwar höchstens noch am FKK-Strand, aber die Alten Griechen dachten sich schon etwas dabei, hüllenlos den Körper zu bewegen. Denn die Leibeserziehung bei jedem Wetter härtete ab, machte kampfstark und rundum Muskulatur und Gelenke fit. Auch der berühmteste Arzt des Altertums, Hippokrates von Kos, empfahl bereits vor 2 400 Jahren wärmstens Gymnastik zur Vorbeugung und Heilung von allerlei Gebrechen. Was damals wohl mehr gefühlsmäßig erahnt wurde, ist heute wissenschaftlich erforscht und akribisch abgesichert. Sportmediziner in der ganzen Welt halten die gezielten Bewegungsübungen für eine biologische Notwendigkeit. Tägliches Anspannen der Muskulatur sowie der aktive Gebrauch der Gelenke sollten für jeden gesundheitsbewussten Menschen selbstverständlich sein.

> **Der aktive Gebrauch der Gelenke sollte für jeden gesundheitsbewussten Menschen selbstverständlich sein.**

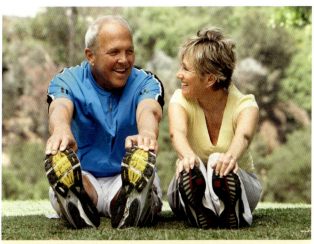

Dehnen beugt Muskelkater vor und schont Sehnen und Gelenke – vorausgesetzt, man macht es richtig.

© monkeybusinessimages – iStockphoto.com

Dehnen

Dehnen vor und nach gymnastischen Übungen beugt Muskelkater vor und schont Sehnen und Gelenke. Ein paar Regeln sollten Sie allerdings beachten:

- Dehnen Sie sich mindestens fünf Minuten lang. Dehnen tut nicht weh, wenn Sie es richtig machen: Stretchen Sie Ihre Muskeln nur bis kurz vor der Schmerzgrenze und vermeiden Sie Rucken, Zerren und Reißen.
- Vergessen Sie die Atmung nicht: Während der Übungen stets ruhig und gleichmäßig atmen.

Kräftigen

Viele Gelenkpatienten vermeiden aus Angst vor noch mehr Schmerzen jede überflüssige Bewegung. Falsch! Die Ruhigstellung lässt Muskeln, Nervensystem und Blutgefäße verkümmern. Dagegen führt Bewegung zu besserer Durchblutung, mobilisiert die körpereigenen Abwehrkräfte und schwemmt schädliche Substanzen aus den schmerzenden Gelenken.

Kräftigungsübungen für die Gelenke

Diese Übungen sollten zehnmal hintereinander langsam ausgeführt werden. Ein leichtes Ziehen ist kein Anlass zur Sorge, nur bei Schmerzen gilt: Weniger tun!

Halswirbelgelenke: Am besten setzen Sie sich dazu auf einen Stuhl. Kopf hoch, Kinn nach oben, geradeaus schauen.

Jetzt den Kopf so weit es geht langsam nach vorne zur Brust beugen, 30 Sekunden verharren. Nun den Kopf langsam heben, nach hinten strecken und den Hals überdehnen. 30 Sekunden warten.

Hüftgelenke: Setzen Sie sich auf einen Stuhl und stellen Sie die Fußsohlen fest auf den Boden. Die Knie sollten etwa 30 Zentimeter auseinander stehen. Dann versuchen Sie, die Knie von außen mit den Händen zusammenzudrücken, während sie gleichzeitig die Beine auseinanderpressen. Druck und Gegendruck etwa 15 Sekunden ausüben.

Schultergelenke: Locker und gerade hinstellen. Beide Hände im Nacken falten, nun die Ellbogen gleichzeitig nach vorne vors Gesicht führen und dann, so weit es geht, nach hinten hinter die Schultern. Lassen Sie die Schultern dabei möglichst locker.

Wirbelsäulengelenke: Locker und gerade stehen, die Arme lässig herunterhängen lassen. Nun versuchen Sie, sich innerlich aufzurichten. Dazu stellen Sie sich vor, dass Sie mit dem Kopf ein schweres Gewicht hochstemmen. Die Fersen bleiben auf dem Boden, Schulter und Kinn nicht hochziehen. Nach sechs Sekunden entspannen Sie.

Lockern

Auch nach kurzer Gymnastik sollte man sich wieder lockern: Hüpfen Sie auf beiden Beinen wenige Zentimeter hoch, schütteln Sie Arme und Hände kräftig aus, kreisen Sie den Kopf nach rechts und links und senken Sie ihn nach unten. Dann bleiben Sie still stehen und lassen den ganzen Körper eine Minute in sich ruhen.

Gehen

Wenn die Hüft- und Kniegelenke Kummer machen, möchte sich manch einer am liebsten nur noch ruhig auf das Sofa legen. Aber vernünftig ist das nicht. Denn unsere Muskulatur hat stoßdämpfende Eigenschaften für die Gelenke: Sind die Muskeln gut trainiert, schützen sie die Gelenkknorpel vor der schmerzhaften Abnutzung. Darum Vorsicht: Wird beispielsweise ein Knie nur sieben Tage lang ruhig gestellt, nimmt die Muskelkraft schon um 25 Prozent ab. Deshalb gilt: Bei Gelenkverschleiß (Arthrose) muss bewegt werden!

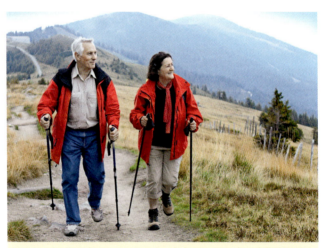

Bereits ein Spaziergang mit gut gefederten Schuhen hält die Gelenke geschmeidig. Bei längeren Touren sind Wanderstöcke eine gute Unterstützung.

© Patrizia Tilly – Fotolia.com

Dabei brauchen Sie nicht gleich zum Leistungssportler werden. Bereits ein Spaziergang mit gut gefederten Schuhen hält die Gelenke geschmeidig. Und mit zusätzlichen Schritten, die man normalerweise nicht tun würde, lässt sich sogar eine ganze Menge bewirken. Dafür benötigt man weder ein bestimmtes Trainingsgerät noch teure Ausrüstung oder einen Übungsraum. Wer gehen will, kann meist sofort loslegen.

Sie brauchen nicht zum Leistungssportler werden – Spazierengehen reicht.

Schrittezählen ist die einfachste Methode, um die Effektivität der sportlichen Bemühungen zu überprüfen. Bei einer Schrittlänge von 80 Zentimetern kommt man mit 3 000 Schritten etwa 2,4 Kilometer weit. „3 000 Schritte" – so heißt auch eine Aktion des Bundesgesundheitsministeriums für Gesundheit – bedeuten umgerechnet einen Spaziergang von etwa einer halben Stunde. Selbst wenn Sie nicht so gut zu Fuß sind und etwas länger für

Schrittezählen ist die einfachste Methode, um die Effektivität der sportlichen Bemühungen zu überprüfen.

diese Strecke benötigen, haben Sie damit einen festen Trainingsplan, der sich leicht in den Alltag einbauen lässt. Bei der einfachsten aller Fortbewegungsarten, dem Gehen, braucht man sich nicht anstrengen, profitiert aber nachweisbar für Herz, Kreislauf, Atmung und Stoffwechsel.

Übrigens: Ein Verkäufer legt täglich etwa 5 000 Schritte zurück, eine Hausfrau mit Kindern ungefähr 13 000 und ein Postbote sogar 18 000!

Nordic Walking

Mit dem Skilaufen ist es selbst in den schneereichen skandinavischen Ländern während der Sommermonate vorbei. Das ist einer der Gründe, warum man dort als Trainingsmöglichkeit ohne weißen Winterzauber das Nordic Walking erfunden hat: eine Ausdauersportart, bei der zwei Stöcke Muskeln und Gelenke beim rhythmischen Gehen unterstützen.

Wer sich dafür entscheidet, muss auf diese Unterstützung besondere Aufmerksamkeit legen. Denn die Nordic-Walking-Stöcke, auch „Poles" genannt, sollten nicht nur leicht (etwa Glasfasermischungen oder Aluminium), sondern auch der Körpergröße angepasst sein. Dafür dient folgende Faustformel: Körpergröße in cm x 0,66 = Stocklänge. Ein 1,70 m großer Mensch benötigt demnach 1,12 m lange Stöcke.

An Reha-Kliniken gehört Nordic Walking zum festen Wiederherstellungsprogramm für gelenkgeschädigte Patienten. Die Bewegungsabläufe an zwei Stöcken sind leicht erlernbar und lassen sich sowohl von Untrainierten als auch von Übergewichtigen nahezu spielerisch in den Tagesablauf einbauen. Wenn Sie Gefallen an dieser Sportart finden, können Sie Nordic Walking zum ständigen Konditionstraining fortentwickeln. Mit der richtigen Technik kommt es schon bald zu einer verbesserten Körperhaltung und kräftigerer

Wenn Sie Gefallen an dieser Sportart finden, können Sie Nordic Walking zum ständigen Konditionstraining fortentwickeln.

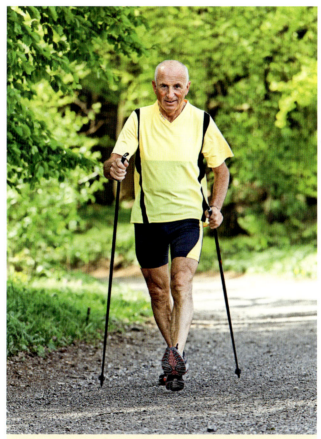

Nordic Walking gehört zum festen Wiederherstellungsprogramm für gelenkgeschädigte Patienten. Wichtig ist, dass Sie die richtige Technik beherrschen.

© Gina Sanders – Fotolia.com

Muskulatur, überdies werden die Durchblutung angeregt und Verspannungen abgebaut. Im Hinblick auf Gelenkprobleme (Hüftgelenksarthrosen!) gibt es kaum eine hilfreichere Maßnahme, um die Bildung von Synovialflüssigkeit zu vermehren und somit die Ernährung des Gelenkknorpels anzuregen.

Die richtige Technik sollte man sich zu Beginn von einem Trainer erklären lassen. So machen Sie es richtig:

- Große, lange Schritte machen, ein Fuß soll immer Bodenkontakt haben. Bei jedem Schritt wird erst die Ferse aufgesetzt und der Fuß bis zu den Zehen abgerollt.
- Kräftig mit den Zehen vom Boden abstoßen.
- Die Knie beim Auftreten nicht ganz durchdrücken.
- Der Oberkörper sollte gerade sein, die Schultern locker nach hinten und unten gezogen werden.
- Der Blick richtet sich nach vorn.
- Die Arme schwingen parallel zum gegenüberliegenden Bein mit.
- Die Stöcke werden lockergelassen, wenn man sie nach hinten schwingt; eine Schlaufe verhindert, dass man sie verliert.

Tipp: Steigern Sie nach und nach Ihr Tempo, aber übertreiben Sie nicht! Sie sollten beim Nordic Walking immer noch so viel Luftreserven haben, dass Sie sich mit einem Trainingspartner mühelos unterhalten können.

Radfahren

Anders als beim Laufen oder Gehen wird das Körpergewicht beim Radfahren nicht von den Füßen und Knien getragen. So wird eine schonende, sportliche Bewegung möglich, die sich nicht nachteilig auf die Gelenke auswirkt. Fast jeder kann sich deshalb auf dem Drahtesel fit strampeln. Menschen mit Gelenkproblemen, Herzpatienten oder Übergewichtige profitieren ganz besonders von der sanften Ausdauersportart.

> **Fast jeder kann sich auf dem Fahrrad fit strampeln!**

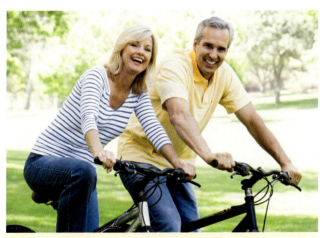

Durch Radfahren wird eine schonende, sportliche Bewegung möglich, die sich nicht nachteilig auf die Gelenke auswirkt. Und wenn Sie erst einmal ein bisschen trainiert haben, macht es richtig Spaß.

© monkeybusinessimages – iStockphoto.com

Häufig sieht man, wie sich Radler fälschlicherweise über den Lenker beugen. Schmerzen im Schulter-Nacken-Bereich sind oft die Folge dieser anstrengenden und verkrampften Position. Deshalb: Der Oberkörper bleibt aufgerichtet und bewegt sich fast gar nicht, sollte also nicht hin- und herwackeln. Die Beine befinden sich stets parallel zum Rahmen des Fahrrads. Die Knie sollten geradeaus gerichtet sein und nicht nach außen zeigen.

Beim Radfahren ist ein „runder" Tritt wichtig.

Wichtig ist ein „runder" Tritt. Nicht mit großer Kraftanstrengung von oben nach unten in die Pedale treten, sondern die kreisenden Bewegungen ruhig und locker durchführen. Das sind die Effekte für die Gesundheit:

Wirbelgelenke: Beim gleichmäßigen Radeln werden die großen Muskeln entlang der Wirbelsäule sowie die kleinen zwischen den Wirbelkörpern und Wirbelgelenken trainiert. Die Bandscheiben werden bei der Bewegung mit Nährstoffen versorgt und können sich gut entwickeln.

Kniegelenke: Ihr Gelenkknorpel muss ausreichend mit Mineralstoffen ernährt werden. Das geschieht am besten in Aktion. Die an sich gelenkschonende Tretbewegung ist bestens geeignet, um den Knien etwas Gutes zu tun.

Herz und Kreislauf: Ein regelmäßiges Training fördert die Durchblutung, kann den Blutdruck senken und schützt so vor Herzinfarkt und Schlaganfall.

Immunsystem: Ein vernünftiges Training an der frischen Luft ist die beste Methode, um die körpereigene Abwehr zu stärken. Krankmachende Viren und Bakterien können besser abgewehrt werden.

Übergewicht: Wer regelmäßig in die Pedale tritt, kann Extrapfunde zum Schmelzen bringen.

Ausrüstung und Technik

Kleidung: Wenn es kühl ist, tragen Sie am sinnvollsten mehrere dünne Kleidungsstücke übereinander als zwei besonders dicke. Die Jacke sollte wasserfest und windabweisend sein. Tragen Sie Unterwäsche aus speziellen Kunstfasern, die den Schweiß nach außen leiten – Baumwollhemden sind schnell durchgeschwitzt und lassen den Körper schneller auskühlen. Festes Schuhwerk ist ein Muss: In Sandalen, Pumps oder Badelatschen rutscht man schnell von den Pedalen ab.

Fahrradhandschuhe: Sie wärmen nicht nur, sondern schützen auch bei langen Fahrten vor Blasen und können bei Stürzen die Verletzungsgefahr der Hände mindern.

Schutzbrillen: Sie verhindern, dass etwas in die Augen fliegen kann, und bieten Schutz vor UV-Strahlen, außerdem verbessern sie bei jedem Wetter die Sicht.

Fahrradhelm: Er sollte nicht nur von Kindern getragen werden, sondern ist in jedem Alter der einzige Kopfschutz bei Stürzen. Bei der Anprobe auf einen bequemen, festen Sitz achten und stets den Gurt unter dem Kinn schließen!

Sattel: Er sollte möglichst bequem sein. Favorisieren Sie einen Sattel mit Geleinlage, der den Po schont und das Körpergewicht am besten auszubalancieren hilft. Wer einen empfindlichen Rücken hat, sollte einen gefederten Sattel bevorzugen, der Stöße auf holprigen Strecken auffängt. Der Test für die richtige Sattelhöhe: Während ein Helfer das Rad hält, sollte die Ferse des Fußes bei gestrecktem Bein bequem auf das Pedal gesetzt werden können. Bei der eigentlichen Tretbewegung mit dem Ballen auf die Pedale ist das Knie nie ganz durchgedrückt und das Gelenk wird geschont.

Schaltung: Legen Sie einen niedrigen Gang ein, der es erlaubt, mit größtmöglicher Trethäufigkeit, bei etwa 100 Umdrehungen in der Minute, ohne große Anstrengung zu fahren. Einsteiger machen oft den Fehler, in einem zu hohen Gang zu fahren. So werden zwar die Muskeln trainiert, doch das führt zu schneller Ermüdung und der Effekt für die Ausdauer geht verloren.

Training: Lassen Sie es langsam angehen! Untrainierte Menschen zwischen 40 und 60 Jahren sollten beispielsweise zunächst einmal wöchentlich zwischen 30 und 60 Minuten in die Pedale treten und dabei immer ruhig atmen können. Wer aus der Puste gerät, fährt zu schnell. Niemals bis zur Erschöpfung strampeln. Das Pensum langsam steigern, mit dem Ziel, wenigstens dreimal wöchentlich zwischen 30 Minuten und bis zu über einer Stunde zu fahren. Für trainierte Radler gilt: Je länger die Trainingseinheit, desto besser für die Gesundheit.

||| Welches Fahrrad ist das richtige für mich?

Rennrad: Besticht durch die großen Geschwindigkeiten, die auch auf längerer Distanz gut zu bewältigen sind. Die nötige Fahrsicherheit ist allerdings nur auf der Straße gegeben. Das richtige für den „sportlichen" Fahrer, für Menschen mit Rückenproblemen nicht zu empfehlen.

Mountainbike: Das beste Rad, wenn es quer durch Wald und Wiesen gehen soll. Die besonders breiten Reifen laufen auf fast jedem Boden sicher. Wer seinen Rücken schonen möchte, sollte allerdings von wildem Querfeldeinfahren absehen.

Trekkingrad: Läuft sehr gut auf der Straße, ist aber auch für Abstecher in die Natur geeignet.

Cityrad: Das Topmodell für Touren durch die Stadt. Wer mit Rückenbeschwerden kämpft, ist hier wegen der guten Federung bestens beraten.

Aquajogging

Ein ideales Bewegungstraining für alle Gelenke ist das Aquajogging, was so viel bedeutet wie „Laufen im Wasser".

Es ist äußerst wirkungsvoll und absolut risikofrei, bringt den Kreislauf auf Trab und trägt zur allgemeinen Fitness bei. Schon eine Stunde Aquajogging pro Woche führt nach kurzer

Ein ideales Bewegungstraining für alle Gelenke ist das Aquajogging.

Zeit zu einer besseren Kondition: Der Blutdruck steigt bereits nach zehn Übungsstunden nicht mehr so rasant an, auch das Herz ist stärker belastbar. Es klopft während und nach dem Training weniger hektisch und beruhigt sich schneller, die Ausdauer verbessert sich also spürbar.

Dabei besteht keine Gefahr, Muskeln, Wirbelsäule oder Gelenke zu überlasten. Im Gegenteil: Gerade wer schon Probleme mit den Gelenken hat, beispielsweise unter einer Knie- oder Hüftgelenksarthrose leidet oder bereits ein künstliches Hüftgelenk hat, kann nichts Besseres tun, als einmal pro Woche ins Wasser zu steigen und loszujoggen. Im Wasser werden die Gelenke so gut wie gar nicht belastet, da das Körpergewicht durch den Auftrieb vom Wasser verringert wird. Es können sogar Bewegungen ausgeführt werden, die man an Land gar nicht mehr oder nur unter Schmerzen schaffen würde.

Beim Aquajogging sind Bewegungen möglich, die man sonst gar nicht oder nur unter Schmerzen schaffen würde.

Diese Sportart, die ursprünglich aus Amerika kommt, wird bereits in vielen deutschen Kliniken und Reha-Zentren praktiziert, aber auch in Schwimmbädern, Hotels und Fitnesszentren angeboten. Und so funktioniert's: Man schnallt sich entweder einen Auftriebsgürtel, also eine Art Schwimmgürtel um, so dass man sich frei im Wasser ohne Bodenkontakt bewegt, oder man läuft in etwa hüft- oder brusttiefem Wasser auf dem Boden, die Knie leicht gebeugt, die Arme werden im Wechsel mitgeschwungen.

Aquajogging ||| 101

Wer sich mehr zutraut, macht hinterher gleich noch ein paar Aqua-Aerobic-Übungen. Speziell für die Bauchmuskeln: Stellen Sie sich mit dem Rücken eng an den Beckenrand, bringen Sie die Beine in die Waagerechte und ziehen Sie sie zehnmal hintereinander so nah wie möglich an den Oberkörper. Für Brust und Arme: Die Beine am Boden grätschen, Knie leicht gebeugt, mit den Händen und weit ausgestreckten Armen Zahlen von eins bis zehn ins Wasser malen. Mit dem Aquajogging-Gurt kann man seinem Übungsprogramm auch in tieferem Wasser frönen: laufen,

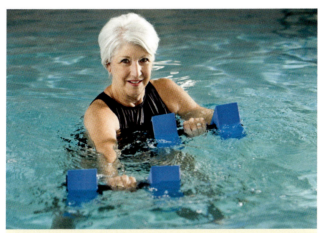

Gerade wer schon Probleme mit den Gelenken hat, kann nichts Besseres tun, als einmal pro Woche ins Wasser zu steigen und loszujoggen. Wer sich mehr zutraut, macht hinterher ein paar Aqua-Aerobic-Übungen. © kali9 – iStockphoto.com

102 | Sport und Bewegung – gut für die Gelenke

hüpfen, springen und mit den Armen dabei kräftig rudern. Der Phantasie sind hier keine Grenzen gesetzt.

Um mit dem Trainingseffekt, den man im Wasser erzielt, „an Land" gleichzuziehen, müsste man sich nicht weniger als die drei- bis vierfache Zeit an den verschiedensten Geräten im Fitness-Studio verausgaben. Das Wasser leistet bei jeder Bewegung erheblichen Widerstand, der den Muskeln erhöhte Arbeitsleistung abverlangt. Je nach Bedarf kann man im kühlen Nass das Tempo erhöhen oder verlangsamen, um sich optimal zu trainieren.

Ein weiterer Pluspunkt des Aquajoggings ist, dass man dabei nicht viel falsch machen kann. So ist die Sportart vor allem für Arthrose-Patienten empfehlenswert. Doch für viele Gewichtige stehen auch die störenden Fettpölsterchen im Mittelpunkt ihres Interesses. Hier hat das Wasser noch etwas zu bieten: Wenn seine Temperatur nicht allzu hoch ist, wird die Fettverbrennung im Körper zusätzlich angeheizt. Denn für die Wärmebildung verbrauchen die Muskeln besonders viel Energie. Es stimmt wirklich: Schwimmen macht schlank.

Beim Aquajogging kann man nicht viel falsch machen.

Krafttraining

Die meisten Menschen, die ein Fitness-Studio besuchen, um mit Hanteln und Kabelzügen ihren Körper zu stählen, möchten eine ansehliche Figur bekommen oder behalten.

Krafttraining | 103

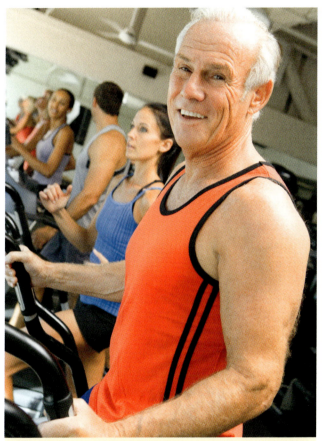

Krafttraining ist keineswegs nur etwas für Jüngere. Gerade Senioren profitieren von der Kraftzunahme der Muskulatur.

© monkeybusinessimages – iStockphoto.com

Sport und Bewegung – gut für die Gelenke

Das lässt sich bei regelmäßigem Training auch erreichen, weil Fettdepots abgebaut und Muskelgruppen aufgebaut werden. Weniger Beachtung wird beim Krafttraining den Gelenken geschenkt. Doch wenn man es richtig macht, also den Anweisungen eines Trainers folgt, profitieren die Gelenke gleichermaßen: Durch optimale Wassereinlagerung verbreitern sich die Knorpelflächen, werden elastischer, widerstandsfähiger und belastbarer. Gelenkschäden lassen sich bei korrekter Ausführung vermeiden.

> **Bei korrekter Ausführung lassen sich Gelenkschäden im Krafttraining vermeiden.**

Zu Anfang sollte in einem Grundtraining der gesamte Körper und damit alle erreichbaren Gelenke einbezogen werden. Beispielhaftes Schema: Kreuzheben und Kniebeugen, Klimmzüge, Frontdrücken, vorgebeugtes Rudern, Bankdrücken und Eigengewichtübungen (Dips) decken die Palette der Möglichkeiten im Kraftraum ab. Von Isolationsübungen sollten Anfänger absehen, weil sie gezielt einzelne Muskelgruppen beanspruchen, um etwa beim Bodybuilding den Körper zu „modellieren".

Krafttraining ist keineswegs nur etwas für Jüngere. Gerade Senioren profitieren von der Kraftzunahme der Muskulatur: Denn die Gelenke werden durch kräftigere Muskeln gestützt, was Bewegungen erleichtert. Ältere Menschen gewinnen somit an Mobilität, Selbstständigkeit und Lebensfreude. Gleiches gilt auch für Gelenkpatienten. Heben, Stemmen und Radfahren gegen Widerstand kann sogar vor Osteoporose schützen. Bei älteren Frauen, die besonders häufig vom Knochenschwund betroffen sind, lässt sich beispielsweise nach einem Jahr Krafttraining messbar nachweisen, dass die Mineraldichte der Knochen in Oberschenkeln und auch im Lendenwirbelbereich deutlich zunimmt.

Nicht selten muss man allerdings trotz schweißtreibender Plackerei länger auf den Erfolg warten, weil man sich, vielfach unbewusst, das Training zu leicht macht. Die drei Hauptfehler:

Machen Sie sich das Training nicht zu leicht.

- Statt Gewichte durch Muskelkraft zu stemmen, werden sie mit Schwung, zum Beispiel aus den Gelenken, in die Höhe befördert. Die beste Kontrolle: die Übungen vor einem Spiegel machen und dabei die Bewegungen überprüfen!

- Wenn das Senken der Hanteln zu anstrengend wird, einfach auf dem halben Weg kehrtmachen und die Gewichte wieder in die Höhe hieven. Tipp: Nehmen Sie weniger Gewicht, dann klappt's auch mit dem gesamten Bewegungsablauf.

- Die Übung in der Hälfte der Zeit doppelt so schnell zu absolvieren. Das bringt nicht viel, denn wenn der Puls zu rasch geht, baut sich Körperfett langsamer ab.

Die richtige Ernährung

Es ist unbestreitbar sinnvoll, das Gesamtkonzept der Arthrosetherapie mit einer ausgewogenen Mikronährstoff-Kombination zu ergänzen, die mit Vitaminen, Spurenelementen, essentiellen Fettsäuren und Knorpelnährstoffen das Arthrosegeschehen positiv beeinflussen kann. So ist beispielsweise nachgewiesen worden, dass bestimmte Mikronährstoffe tatsächlich den Gelenkknorpel erreichen und seine Neubildung stimulieren können. Von den Omega-3-Fettsäuren weiß man, dass sie Entzündungsreaktionen reduzieren können. Antioxidantien wie die Vitamine C und E wirken der bei der Arthrose vermehrten Radikalbildung entgegen – aber nur in Verbindung mit Bewegung: Nur dann wird der Knorpel mit der dabei entstehenden Gelenkschmiere versorgt.

Freie Radikale und ihre Gegenspieler

Zu den Mitverursachern sämtlicher arthrotischer Erscheinungsformen rechnet man sogenannte freie Radikale. Dabei handelt es sich um aggressive Sauerstoffmoleküle, die bei allen Stoffwechselprozessen im Körper anfallen. Sie können das Gewebe angreifen, Zellen schädigen und letztendlich zerstören. Freie Radikale werden sogar für die Entstehung von Krebs, Diabetes, Arteriosklerose und anderen Alterserkrankungen wie Alzheimer verantwortlich gemacht. Bei Gelenkentzündungen ist es wahrscheinlich so, dass sich diese Sauerstoffmoleküle

Radikalfänger finden sich in der täglichen Nahrung.

noch schneller vermehren als bei gesundem Gewebe. Sie greifen ziellos die Kollagenanteile des Gelenkknorpels an und beschleunigen seinen Verschleiß. Zu den wirksamsten Waffen, die dem Organismus dagegen zur Verfügung stehen, gehören die „Radikalfänger", auch als Antioxidantien bezeichnet, weil sie die gefährlichen Sauerstoffverbindungen stabilisieren und davon abhalten können, gesundes Gewebe zu attackieren. Aber wie mobilisiert man dieses Abwehrsystem? Zum Teil hilft sich der Körper selbst, indem er Radikalfänger produziert. Andererseits finden sie sich in der täglichen Nahrung: Die wichtigsten sind Vitamin A, Vitamin E, Vitamin C, Selen und Zink. Wegen ihrer immensen Bedeutung für den ganzen Organismus und unsere Gelenke seien ihre Vorzüge hier kurz vorgestellt.

Vitamin A (Retinol) und Beta-Carotin

Unter den Vitaminmangelzuständen rangiert der Vitamin-A-Mangel weltweit an erster Stelle, in Ländern der Dritten Welt ist Vitamin-A-Mangel besonders stark verbreitet.

108 | | | **Die richtige Ernährung**

Gemeinsam mit Vitamin C und Vitamin E stellt Vitamin A die Bodyguards für den Gelenkknorpel in Gestalt der exzellenten Radikalfänger. Überdies ist Vitamin A an zahlreichen Stoffwechselvorgängen beteiligt:

- Es ist für die Produktion des sogenannten Sehpurpurs im Auge zuständig. Bei Unterversorgung können die Bindehaut und die Hornhaut des Auges eintrocknen (die sogenannte Augendarre), was bis zur Erblindung füh-

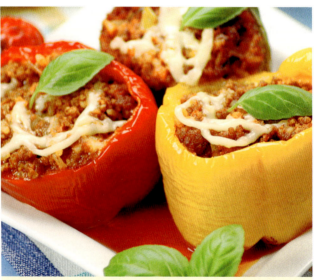

Rote und gelbe Obst- und Gemüsesorten enthalten besonders viel Vitamin A – aus Paprika beispielsweise lassen sich leckere Gerichte zaubern. © teressa – Fotolia.com

Freie Radikale und ihre Gegenspieler | | | 109

ren kann. Wer als Autofahrer bei beginnender Dunkelheit schlecht sehen kann, leidet möglicherweise bereits unter einer beginnenden Nachtblindheit und sollte sich Rat beim Augenarzt holen.

- Bei Mangel kommt es zu trockener, schuppiger Haut, Akne, Wachstumsstörungen und einem geschwächten Immunsystem. Auch Herpesbläschen an den Lippen treten häufiger auf.
- Vitamin A hat einen erheblichen Einfluss auf die Fortpflanzung – es sorgt bei Männern für funktionstüchtigen Samen und bei schwangeren Frauen für die Entwicklung des Mutterkuchens und des Fötus.
- Auch die Regulierung der Wachstumshormone – damit Kinder überhaupt größer werden können – wird von diesem Vitamin gesteuert.

Vorkommen: Vitamin A findet sich nur in tierischen Nahrungsmitteln wie Leber, Butter, Eigelb, Sahne, Milch, aber auch in Seefischen. Den größten Gehalt an Vitamin A hat der Lebertran, doch wer mag den schon einnehmen? Zum Glück gibt es Beta-Carotin, eine Vorstufe, die im Körper in Vitamin A umgewandelt wird. Beta-Carotin ist leicht zu erkennen – es steckt in rot-gelben Obst- und Gemüsesorten, zum Beispiel Möhren, Tomaten, gelben und roten Paprika.

Tagesbedarf: Die empfohlenen Mengen liegen für Frauen bei 0,8 bis 0,9 Milligramm, für Männer bei 1,0 bis 1,1 Milligramm pro Tag.

Tipp: Da Vitamin A fettlöslich ist, wird es nur in Verbindung mit Fett vom Körper verwertet. Tomaten- oder Möhrensalat, die viel Vitamin A enthalten, deshalb immer mit ein wenig Salatöl zubereiten.

Vitamin E (Tocopherol)

Vitamin E wird heute von Wissenschaftlern in aller Welt als das wichtigste Antioxidans im menschlichen Organismus angesehen – es hemmt aber nicht nur die Zerstörung einer Zelle durch Sauerstoffradikale, sondern stabilisiert auch durch physikalisch-chemische Wechselwirkung die Zellwand. Diesen Eigenschaften gesellt sich eine weitere Fähigkeit hinzu, die Vitamin E zu einem hochwirksamen Schutz- und Heilfaktor in unserer gesamten Ernährung macht: Vitamin E fängt Umweltgifte ab, bevor sie die Körperzellen schädigen können. Bei Arthrose ist Vitamin E besonders hilfreich – es wirkt Entzündungen entgegen und macht Schmerzzustände erträglicher. Vorbeugend eingenommen, hat es sich bewährt, um beginnende Gelenkerkrankungen aufzuhalten. Zu den Ursachen für Knorpelverschleiß zählt nämlich ebenfalls die zellschädigende Wirkung von Sauerstoffradikalen, die sich zum Beispiel aus der Atemluft (Zigarettenrauch!) bilden. Ihren Angriff auf den Knorpel wehrt Vitamin E ab.

Wenn Zellen ranzig werden

Öle und Fette, das weiß jede Hausfrau aus Erfahrung, sind nur begrenzt haltbar. Lagert man sie zu lange, bekommen sie einen strengen Geruch und einen widerlichen Geschmack – sie sind ranzig geworden. Der Vorgang nennt sich Oxidation – es handelt sich um eine chemische Reaktion von bestimmten Fettsäuren bei der Verbindung mit Sauerstoff. Von Natur aus enthalten die empfindlichen Öle und Fette eine Schutzsubstanz, die sich allerdings nach einiger Zeit verbraucht: Es ist das Vitamin E. Nimmt der Vitamin-E-Gehalt in den Fetten ab, verderben sie. Ganz ähnliche Abläufe wie in der Speisekammer vollziehen sich im menschlichen Körper: Der Organismus benötigt zum Aufbau der elastischen Zellwände genau jene Fettsäuren, die durch das Zusammentreffen mit Sauerstoff „ranzig" werden können – die empfindlichen Zellmembranen werden dann brüchig, die Zelle selbst kann ihre lebenswichtigen Aufgaben bald nicht mehr erfüllen.

Was Vitamin E noch alles kann:

- Herz-Kreislauf-Erkrankungen, vornehmlich Gefäßverengungen und damit verbundene anfallsweise Herzkrämpfe (Angina-pectoris-Anfälle) und überhöhte Cholesterinwerte sowie Durchblutungsstörungen lassen sich durch Vitamin E günstig beeinflussen.
- Nach vorbeugender Einnahme von Vitamin-E-Präparaten kommt es weniger zu Muskelzerrungen, Muskelfaser- und Bänderrissen.

Die richtige Ernährung

- In Heilsalben und kosmetischen Cremes schützt Vitamin E die Haut vor den negativen Folgen von Licht- und Ozoneinwirkung und verzögert den Hautalterungsprozess; auch entzündliche Prozesse nach Verbrennungen, Verletzungen, Schürfwunden, Prellungen, Quetschungen oder Hautkrankheiten werden gebessert, Juckreiz gelindert sowie die Wundheilung und Narbenbildung gefördert.

Vorkommen: Vitamin E findet sich in Ölen, Fetten und Nüssen. Ein Teelöffel Weizenkeimöl enthält beispielsweise zehn

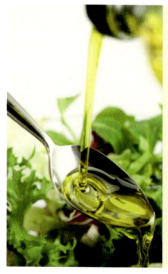

Öle enthalten viel Vitamin E. Bei Arthrose ist Vitamin E besonders hilfreich – es wirkt Entzündungen entgegen und macht Schmerzzustände erträglicher.

© Laurent Renault – Fotolia.com

bis 15 Milligramm Vitamin E. Auch in allen grünen Pflanzenteilen und Getreide sind die lebenswichtigen Tocopherole enthalten, die über die Nahrungskette in den tierischen Organismus und so in Lebensmittel wie Molkereiprodukte und Eier gelangen.

Tagesbedarf: Die empfohlenen Werte liegen bei zwölf Milligramm täglich.

Tipp: Schon ein Teelöffel Weizenkeimöl deckt den Tagesbedarf an Vitamin E. Rührt man diese Menge in ein Glas Tomatensaft (Vitamin A-Quelle!), erhält man einen muntermachenden Super-Cocktail. Merke: Weizenkeimöl ist licht- und luftempfindlich, deshalb immer in dunkler geschlossener Flasche aufbewahren.

Vitamin C (Ascorbinsäure)

Vitamin C hat unter allen Vitaminen den höchsten Bekanntheitsgrad. Wie viel der Durchschnittsbürger aber darüber weiß, lässt sich in einen Satz packen: Vitamin C stärkt die körpereigenen Abwehrkräfte und schützt vor Grippe. Richtig ist: Vitamin C beugt nur den lästigen Erkältungskrankheiten vor, kann die damit

Vitamin C beugt lästigen Erkältungskrankheiten vor.

verbundenen Beschwerden auch lindern, aber nicht verhindern. So geht beispielsweise kein Weg an einer Schutzimpfung vorbei, wenn man gegen die gefährliche Virusgrippe (Influenza) gefeit sein will.

114 | Die richtige Ernährung

||| Mangelkrankheit Skorbut

Wenn man sich längere Zeit kraftlos, müde und abgeschlagen fühlt, wenn Gelenke und Glieder schmerzen, wenn man nach einer überstandenen Erkrankung nicht mehr so richtig auf die Beine kommt oder die Haut rau und welk aussieht, sollte man an ein Krankheitsbild denken, das man längst ausgerottet glaubte, das aber immer wieder aufflackert – an einen verschleierten Skorbut, nichts anderes als ein Mangel an Vitamin C.

Den Skorbut fürchteten die Seefahrer noch bis zu Napoleons Zeiten mehr als den Klabautermann. Ganze Besatzungen siechten unter stärksten Glieder- und Muskelschmerzen, schwarzfleckiger und blutender Haut bei nicht heilenden Wunden und totalem Zahnausfall dahin, bis die Fregatten und Segler schließlich als „Geisterschiffe" in den Weltmeeren verlorengingen. Der Skorbut wurde erst durch eine Nahrungsumstellung auf Vitamin-C-haltige Gemüse (auf Schiffen in Form von Sauerkraut) und Früchte ausgerottet. Der ungarische Biochemiker Albert von Szent-Györgyi bekam den Nobelpreis, nachdem er 1928 das Vitamin C entdeckt und isoliert hatte – aus der Paprika, die seinem Heimatland zur Berühmtheit verholfen hat.

Vitamin C kann aber noch viel mehr, als nur Radikale fangen und Erkältungen lindern:

- Frauen können sich durch Vitamin-C- und kalziumreiche Ernährung vor dem gefürchteten Knochenschwund (Osteoporose) schützen: Die knochenstärkende Wirkung

Freie Radikale und ihre Gegenspieler | | | 115

von Vitamin C beruht auf einer Aktivierung des Vitamins D_3, das die Knochenbildung aus Kalzium, Phosphor und Eiweißstoffen reguliert.

- Vitamin C kann auch die Begleiterscheinungen des Eisenmangels – Kopfschmerzen, Schwindel, Abgeschlagenheit, brüchige Fingernägel – beheben, worunter jede zweite Frau leidet. Die Erklärung: Vitamin C steigert die Eisenverwertung aus der Nahrung.

Vorkommen: Typische Wintergemüse wie Brokkoli und Grünkohl sind wichtige Vitamin-C-Träger. Auch Holunderbeeren, Himbeeren, Kiwis, Orangen, Zitronen, Grapefruit, Rüben, Zwiebeln, Spinat und Paprika enthalten reichlich Vitamin C. Schon mit einer viertel grünen oder roten Paprikaschote kann ein Erwachsener seinen gesamten Tagesbedarf an Vitamin C decken! Das Gleiche gilt für eine einzige Kiwi oder eine halbe Apfelsine.

Tagesbedarf: Die empfohlene Tagesration liegt bei 75 Milligramm täglich, mehr ist allerdings nicht schädlich. Wichtig: Raucher und Personen, die regelmäßig Alkohol trinken, benötigen erheblich mehr Vitamin C als der Durchschnittsbürger. Sie dürfen unbeschadet das Fünffache der empfohlenen Tagesdosis einnehmen, um sich gegen Erkältungen zu schützen.

Tipp: Bereits nach eintägiger Lagerung von Gemüse geht die Hälfte seines Vitamin-C-Gehaltes verloren. Wichtig für Frauen, die häufig unter Eisenmangel leiden: Streut man

Vitamin-C-Pulver vor dem Verzehr auf eine Mahlzeit (etwa Pizza oder Spaghetti Bolognese), erhöht sich die Eisenaufnahme im Organismus um mehr als das Doppelte. Und: Salzkartoffeln enthalten nur noch 20 Prozent Vitamin C (der Rest verbleibt im Kochwasser), Pellkartoffeln behalten hingegen 80 Prozent des Vitamins.

Vitalstoffbombe

Wer sich pfiffig ernährt, kann sich auch mit einem besonderen Nährstoffmix vor einem Defizit an Vitalstoffen schützen. Dafür bereitet man sich zum Beispiel einen Frühstücksbrei aus folgenden Zutaten zu: Ein halber Becher Joghurt, ein Eigelb, ein Teelöffel Honig, ein Esslöffel Distelöl, eine Tasse Milch, je ein Esslöffel Lezithin-Granulat, Bierhefe und Weizenkeime werden mit einer Tasse zerkleinerter Früchte (Beeren, Bananen, Orangen, Trauben, Ananas usw.) gemischt. Diese Supernahrung, gleichermaßen gut für Kinder und Erwachsene, enthält die geballte Ladung fast aller lebensnotwendigen Nährstoffe.

Selen

Moderne Analysetechniken und Diagnoseverfahren fördern täglich neue Erkenntnisse zutage: Das eigentlich hochgiftige Spurenelement Selen entpuppt sich plötzlich als unerlässliche Substanz für den Menschen. Übereinstimmend entdeckten Wissenschaftler in aller Welt, dass Selen ins-

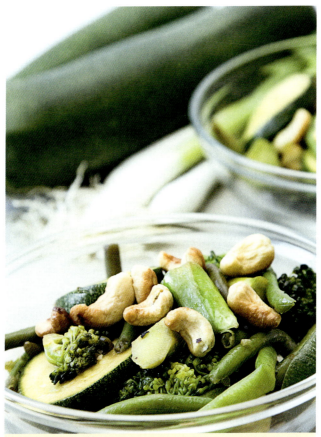

Vitamin C ist in den meisten Obst- und Gemüsesorten reichlich enthalten. Typische Wintergemüse wie Brokkoli sind wichtige Vitamin-C-Träger.

© Eva Gruendemann – Fotolia.com

besondere vor krebserzeugenden Umweltgiften wie Blei, Kadmium, Arsen und Quecksilber zu schützen vermag. Das träfe dann auch für die immer wieder in Erwägung gezogene Giftigkeit von Amalgamplomben (eine Legierung aus Quecksilber und anderen Metallen) in den Zähnen zu, aus denen sich möglicherweise Moleküle lösen und in den Blutkreislauf gelangen können.

Eine geheimnisvolle Seuche

Vermutlich leiden heute noch große Bevölkerungsgruppen unter einem Selenmangel. Der heilsamen Wirkung des Spurenelements kam man durch die rätselhafte Keshan-Krankheit auf die Spur, an der in Zentralchina Kinder und junge Frauen erkrankten und nach kurzem Leiden an Herzversagen starben. Man entdeckte, dass die Keshan-Krankheit nur in Gegenden mit selenarmen Böden auftrat. Die unheimliche Seuche verschwand prompt, als man die Bevölkerung mit Selenpräparaten versorgte.

Selen wirkt zum einen als Schutzfaktor und bringt zum anderen die körpereigenen Abwehrkräfte auf Trab. Um nur einige der aufsehenerregenden Untersuchungsberichte über Selen aufzuzählen:

- Britische Ärzte heilten akute und chronische Gelenkentzündungen durch Selen in 70 von 100 Fällen.
- In Finnland wurde nachgewiesen, dass Selen Bluthochdruck und Herzkrämpfe und -anfälle bessern kann.

Freie Radikale und ihre Gegenspieler | | | 119

- Deutsche Forscher fanden heraus, dass etwa die Hälfte aller Herzinfarktpatienten zu wenig Selen im Blut haben.
- An der Universität von Kalifornien in San Diego entdeckte man im Tierversuch, dass Selen vor Brustkrebs schützen kann.

Vorkommen: Selen ist so selten wie Gold. In geringen Spuren kommt es in Gesteinen, Erden und Gewässern vor. Mit der Nahrung nehmen wir das Element vor allem in Form von Getreideerzeugnissen zu uns. Das Problem: Die Ackerböden, auf denen unsere Getreidesorten angebaut werden, sind ausgelaugt oder vielfach überdüngt. Außerdem bevorzugen die meisten Menschen Weißmehlprodukte, die überhaupt kein Selen enthalten. Natürliche Selenquellen sind Weizenkeime, Bierhefe, Milch, Quark, Fisch, Schalentiere, Zwiebeln und Knoblauch.

Tagesbedarf: Im Körper eines Erwachsenen finden sich rund acht Gramm von mehr als einem Dutzend Spurenelementen – lediglich zwölf- bis fünfzehntausendstel Gramm davon macht das Selen aus. Entsprechend ist die täglich empfohlene Dosis Selen unvorstellbar klein: Sie liegt bei 200 Mikrogramm (ein Mikrogramm = ein tausendstel Milligramm).

Tipp: Eine Mahlzeit mit Pfifferlingen, Champignons und Maronen oder eine leckere Pilzsuppe hat es in sich. Denn Selen in Pilzen wird vom Körper fast komplett aufgenommen und gespeichert. Den Beweis lieferten russische Forscher, die nach dem Verzehr von Pilzbrühe den Selengehalt im Blut kontrollierten: Sofort nach der Pilzmahlzeit stieg er deutlich an.

Zink

Rheumapatienten, das ergeben Blutuntersuchungen, haben oft einen besonders niedrigen Zinkspiegel. Nach einer Zinktherapie hatten Patienten mit chronischer Polyarthritis weniger Schmerzen und konnten sich besser bewegen, auch die gefürchtete Morgensteifigkeit ließ nach, und Gelenkschwellungen gingen zurück. Zu solch unangenehmen und lästigen Begleiterscheinungen, die offensichtlich ein Zinkmangel hervorrufen kann, gesellen sich Haut- und Schleimhautentzündungen, schmerzhafte Bläschen im Mund, verzögerte Wundheilung, Haarausfall, Nägelbrechen, erhöhte Infektanfälligkeit, Durchfall und depressive Verstimmungszustände. Natürlich treten nicht immer alle Symptome gleichzeitig auf, aber wenn sich das Beschwerdebild schon mit einigen dieser gesundheitlichen Störungen deckt, sollte man sowohl seinen Zinkhaushalt als auch seinen Immunzustand überprüfen lassen.

Rheumapatienten haben oft einen besonders niedrigen Zinkspiegel.

Hautärzte bedienen sich seit langem der antibakteriellen und die Wundheilung fördernden Eigenschaften von Zink. So gehören Zinkleinverbände und zinkhaltige Salben zu den täglichen Verordnungen in der dermatologischen Praxis. Im

Zuge der modernen Zinkforschung zeichnen sich aber auch neue Möglichkeiten der Zinktherapie ab. Jugendlichen und jungen Erwachsenen mit oft entstellenden Aknepusteln kann beispielsweise mit Zink geholfen werden, weil das Spurenelement die Akne auslösenden Hautkeime im Wachstum hemmt. Überdies ist Zink Bestandteil von mindestens 200 Enzymen. Enzyme sind die sprühenden Funken im menschlichen Körper, die unsere Lebensvorgänge in Gang setzen. Tausende von Enzymen steuern die kompliziertesten Stoffwechselabläufe.

Zink ist Bestandteil von mindestens 200 Enzymen.

||| Wenn der Geruchsinn nachlässt

Auch wenn akuter Zinkmangel unter normalen Lebensbedingungen so gut wie unbekannt ist, leiden zahllose Patienten unter Zinkmangelsymptomen, ohne es zu wissen – und selbst der Arzt tappt vielfach im Dunkeln, wenn er nach der Ursache der Beschwerden fahndet. Zahlreiche Arzneimittel behindern nämlich die Bildung der zinkabhängigen Enzyme, so dass diese dann nicht mehr ordnend in den Stoffwechsel eingreifen können. Erste Anzeichen solcher unerwünschten Arzneimittel-Reaktionen sind Störungen des Geruchssinnes und der Geschmacksempfindung. Wer also ohne sichtbaren Grund plötzlich den verlockenden Duft vor einem Bäckerladen nicht mehr wahrnimmt oder den süßen Schmelz eines Stückchens Vollmilchschokolade nicht mehr auf der Zunge spürt, sollte unbedingt mit seinem Arzt darüber sprechen.

Die richtige Ernährung

Um den Zinkhaushalt ist es oft schlecht bestellt. Bei einer Untersuchung in den neuen Bundesländern stellte sich heraus, dass Frauen pro Tag nur 7,5 und Männer im Durchschnitt nur 9,7 Milligramm zu sich nehmen – das ist nur etwa die Hälfte der von der WHO empfohlenen Menge!

Besonders Frauen leiden häufig unter Zinkmangel.

Frauen leiden aus verschiedenen Gründen ganz besonders häufig unter Zinkmangel. Denn während Schwangerschaft und Stillzeit benötigt der Körper größere Mengen Zink. Darüber hinaus schwemmen die Hormonsubstanzen der Antibabypille, die von etwa der Hälfte aller Frauen zwischen 15 und 44 Jahren in der Bundesrepublik eingenommen wird, das lebenswichtige Zink über die Harnwege aus. Hinzu kommt, dass Frauen weitaus häufiger der Figur zuliebe Schlankheitskuren machen als Männer und auch mehr Abführmittel einnehmen – beides auf Kosten eines ausgewogenen Zinkhaushalts.

Vorkommen: Viel Zink enthalten Weizenkeime, Gersten- und Roggenkörner, weiße Bohnen, Haferflocken, Mais, mageres Fleisch, Heringe, Austern, Milch, Eier, Blumenkohl, Karotten, Edamer und Gouda.

Tagesbedarf: Erwachsene benötigen 10 bis 15 Milligramm.

Tipp: Zink kann Vergiftungserscheinungen hervorrufen, wenn es in höherer Dosierung eingenommen wird. Deshalb ist es vernünftig, Nahrungsmittel nicht in Zinkgefäßen zu lagern oder Speisen darin zuzubereiten.

Freie Radikale und ihre Gegenspieler

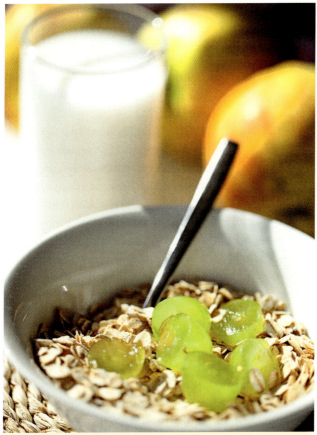

Viel Zink enthalten beispielsweise Haferflocken und Milch. Obenauf noch etwas Obst – so starten Sie fit in den Tag!

© Cogipix – Fotolia.com

Enzyme

Durch viele Jahrtausende haben Ärzte und Alchimisten danach gesucht. Sie wussten: Es musste eine geheimnisvolle, starke Kraft geben, die ohne äußeres Zutun in der Lage war, chemische Substanzen zu verändern, zu verwandeln, miteinander zu verbinden oder auch voneinander zu trennen.

> **Erst vor rund hundert Jahren konnten die ersten Spuren der rätselhaften Enzyme sichergestellt werden.**

Sie suchten nach jenem Stoff, der Traubensaft zu Wein und Milch zu Käse macht, der es Mensch und Tier erst ermöglicht, Nahrung aufzunehmen, der altern lässt oder jung erhält, der Wunden heilt und den Bluterguss einfach verschwinden lässt. Viele Generationen der tüchtigsten Wissenschaftler aller Zeiten haben ihr Leben der Erforschung dieses „Elixiers" gewidmet: Sie erhofften sich, mit seiner Entdeckung das eigentliche Heilmittel, vor allem aber die ewig jung erhaltende Lebenskraft, in Händen zu halten.

Erst vor rund hundert Jahren konnten die ersten Spuren des rätselhaften „Täters" sichergestellt werden. Man nannte ihn „Ferment", ohne noch zu ahnen, wer er ist und was er wirklich vermag. Viele tausend Fermente sind inzwischen entdeckt, enträtselt und in den Begriff Enzyme umgetauft worden. Heute wissen wir: Das „Lebenselixier" ist tatsächlich gefunden: Es besteht in der Summe der Enzyme. Denn ohne Enzyme könnte es kein Leben geben. Enzyme setzen alle Stoffwechselprozesse in Gang und beschleunigen sie –

Freie Radikale und ihre Gegenspieler

von der Umwandlung der Nahrungsstoffe über die Aufnahme des Sauerstoffs aus der Atemluft bis hin zur Blutgerinnung. Viele Krankheiten sind somit nichts anderes als das Ergebnis eines Enzymmangels.

Doch das Lebenselixier Enzyme ist nicht nur die Grundvoraussetzung für ein harmonisches, gesundes Funktionieren aller Lebensvorgänge in einem Organismus. Die Enzyme gehören offensichtlich auch zu den wirksamsten Waffen des Immunsystems unseres Körpers.

Sie spielen eine wichtige Rolle im Abwehrkampf gegen Viren, Gifte und Schadstoffe, Krebszellen und Fettablagerungen in den Blutgefäßen. Diese Einsicht dürfte zu den wichtigsten wissenschaftlichen Erkenntnissen moderner Medizin gehören. Denn die Enzymtherapie eröffnet ganz neue Möglichkeiten einer sanften, weil natürlichen Heilkunst.

Die Enzymtherapie eröffnet ganz neue Möglichkeiten einer sanften, weil natürlichen Heilkunst.

Kaum bemerkt von der breiten Öffentlichkeit sind Enzyme in die Hitliste der meistverwendeten Medikamente aufgerückt. Enzyme sind das eigentliche Wundermittel der Sportler, das sie zur Verminderung von Verletzungen und zur schnelleren Heilung einsetzen. Enzyme wurden zu einem der wichtigsten Vorbeugungsmittel gegen Arteriosklerose, zum unverzichtbaren Heilmittel bei Virusinfektionen, bei Durchblutungsstörungen und bei Rheuma.

Essentielle Fettsäuren und Aminosäuren

Zu den lebensnotwendigen Nährstoffen gehören überdies Fettsäuren und Aminosäuren. Zwar schadet zu viel Fett der Gesundheit, macht dick und unbeweglich, aber essentielle Fettsäuren wie beispielsweise die Linolsäure haben praktisch Vitamincharakter. Sie wurde deshalb auch lange als „Vitamin F" bezeichnet. Fehlen essentielle Fettsäuren im Körper, entstehen im Blut eher Gerinnsel, verzögert sich die Wundheilung, und der Mensch wird anfällig. Die Aminosäuren dagegen sind winzige Eiweißbausteine, die unterschiedliche Aufgaben haben. Im menschlichen Körper gibt es 24 verschiedene Aminosäuren – acht kann der Organismus nicht selbst herstellen. Sie müssen mit der Nahrung aufgenommen werden.

Orthomolekulare Medizin

Nachdem wir die erstaunlichen Eigenschaften der gelenkfreundlichen Vitamine und Spurenelemente für den ganzen Körper kennengelernt haben, wird niemand mehr bezweifeln, dass sie auch für Schutz und Aufbau des Gelenkknorpels unerlässlich sind. Der kalifornische Biochemiker Linus Pauling, zweifacher Nobelpreisträger, ging sogar so weit, dass er 25 Jahre lang täglich eine kleine Handvoll höchstdosierter Vitamine schluckte. „Seitdem ich

Der Kalifornier Linus Pauling prägte den Begriff der „orthomolekularen Medizin".

das tue", meinte er im rüstigen Alter von 90 Jahren, „bin ich nicht mehr krank gewesen."

Mikronährstoffe brauchen Zeit zum Wirken

Wichtig zu wissen: Knorpelbausteine und Mikronährstoffe wirken nicht von heute auf morgen. Spürbare Linderung von Schmerzen und Bewegungseinschränkung wird nach etwa zwei bis drei Monaten erzielt. Viele Leistungssportler nehmen Mikronährstoff-Kombinationen regelmäßig ein, weil infolge des gesteigerten Knorpelstoffwechsels ein erhöhter Bedarf besteht.

Pauling war es, der den Begriff der „orthomolekularen Medizin" geprägt hat. Nach seiner Definition bedeutet sie die Erhaltung guter Gesundheit und die Behandlung von Krankheiten durch die Veränderung der Konzentrationen von Substanzen im menschlichen Körper, die normalerweise im Körper vorhanden und für die Gesundheit erforderlich sind. Anders ausgedrückt: Krankheiten lassen sich mit Nährstoffen vorbeugen, und die Ursachen von vielen Krankheiten lassen sich mit Nährstoffen beseitigen. Denn die Lebensenergie in jeder einzelnen Körperzelle bleibt nur dann erhalten, wenn ihr mit der Nahrung ganz bestimmte Substanzen zugeführt werden, von denen der Organismus viele nicht selbst herstellen kann. Vor allem aber sollte dies in der richtigen Zusammensetzung und in genau ausgewo-

Die richtige Ernährung

genem Maße geschehen – und damit ist das Wort „ortho-molekular" erklärt: „orthos" bedeutet so viel wie „richtig", und „molekular" betrifft die Moleküle – die kleinsten Bausteine.

Glucosamin

Glucosamin ist eine körpereigene Substanz und Bestandteil der Gelenkschmiere. Der Naturstoff lässt sich seit einigen Jahren aus den Schalen von Krustentieren gewinnen. Glucosamin fördert die Einlagerung von Wasser in den Knorpel und macht ihn dadurch elastischer. Dabei macht es keinen Unterschied, ob es sich um körpereigenes Glucosamin handelt oder ob es als Nahrungsergänzung wie ein Arzneimittel eingenommen wird. Schmerzlinderung und Verbesserung der Beweglichkeit kann durch die Einnahme insbesondere bei Arthrosen im Frühstadium erzielt werden. Glucosamin stimuliert die Knorpelzellen, sich zu regenerieren und weitere Schädigungen aufzuhalten. Dies zeigten Studien mit Patienten, die vier bis acht Wochen lang täglich 1200 bis 1500 Milligramm Glucosamin schluckten. Der Biostoff kann unbeschadet auch über längere Zeit eingenommen werden.

Chondroitinsulfat

Chondroitin ist der Hauptbestandteil des Knorpelgewebes, kommt aber auch im Bindegewebe, den Sehnen und in der Haut vor. Im Gelenkknorpel hat die Substanz die Aufgabe,

Orthomolekulare Medizin | | | 129

Flüssigkeit in den Gelenkknorpel hineinzuziehen und zu binden. Auf diese Weise werden auch vermehrt Nährstoffe in die Knorpelmasse, die ja nicht über Blutgefäße verfügt, eingeschwemmt. Ohne Flüssigkeit wird der Knorpel trocken und schließlich brüchig. So schützt Chondroitin vor frühzeitigem Verschleiß, regt aber auch die Neubildung des Knorpelgewebes an. Es hat sich gezeigt, dass die Einnahme von Chondroitin-Präparaten, die aus tierischem Knorpelgewebe gewonnen werden, besonders in der Kombination mit Glucosamin von Nutzen ist.

Hyaluronsäure

Auch die sogenannte Hyaluronsäure ist ein natürlicher Bestandteil der Gelenkflüssigkeit und des Gelenkknorpels. In Kapselform oder als Granulat eingenommen, kann sie zur Erholung von angegriffenen Knorpelzellen führen und den Aufbau der Knorpelzwischensubstanzen anregen. Zur Therapie von Gelenkbeschwerden wird Hyaluronsäure auch in die Gelenkhöhle gespritzt, um die Gleitfähigkeit des Gelenkkopfes zu erhöhen. Die schmerzlindernde Wirkung hält in der Regel einige Wochen vor. Die gesetzlichen Krankenkassen kommen allerdings für die Kosten der Injektionsbehandlung (zwischen 200 und 300 Euro) nicht auf.

> **Kein Mikronährstoff wirkt für sich allein, wichtig ist das harmonische Miteinander.**

Logischerweise ist jeder einzelne Mikronährstoff wichtig, aber keiner wirkt für sich allein. Entscheidend für den Erfolg, etwa der orthomolekularen Medizin, ist deshalb auch das harmonische Miteinander. In einer sorgfältig abgestimmten Kombination sind Vitamine, Mineralstoffe und Spurenelemente, essentielle Aminosäuren und Fettsäuren deshalb in ihrer Wirkung mehr als die Summe der Einzelstoffe.

Vegetarische Kost

In vielen Teilen der Welt wird schon seit Jahrtausenden fleischlos gegessen. Und im Hinblick der Besinnung auf eine gesunde Lebensweise wird die vegetarische Ernährung in letzter Zeit verstärkt diskutiert. Inzwischen haben sich zahllose Wissenschaftler mit den Vor- und Nachteilen der vegetarischen Kostform beschäftigt.

Das Deutsche Krebsforschungszentrum Heidelberg kommt zu der Erkenntnis: Vegetarier leben länger und sterben seltener an Herz-Kreislauf-Erkrankungen und Krebs – den häufigsten Todesursachen in der Bundesrepublik – als Menschen mit herkömmlichen Lebens- und Essgewohnheiten. Die rein pflanzliche Ernährung macht es aber wohl nicht allein. Denn Vegetarier verzichten auch weitgehend auf Genussgifte; sie rauchen weniger und trinken weniger Alkohol und Kaffee als vergleichbare Bevölkerungsgruppen. Amerikanische Ernährungsforscher haben sogar her-

Vegetarische Kost | | | **131**

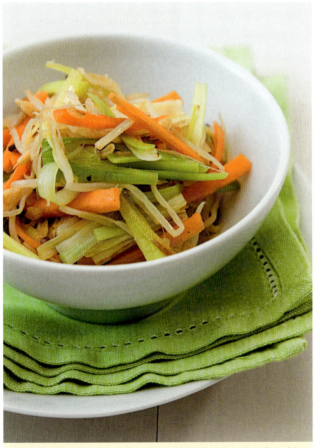

In vielen Teilen der Welt wird schon seit Jahrtausenden fleischlos gegessen.
© Eva Gruendemann – Fotolia.com

ausgefunden, dass Vegetarierinnen einen stärkeren und gesünderen Knochenbau als andere Frauen haben und deshalb meist auch noch im Alter körperlich aktiver und gelenkiger sind.

Pflanzliche Ernährungspläne sind jedoch keineswegs einheitlich. Neben reinen Vegetariern – sie ernähren sich ausschließlich auf pflanzlicher Basis – gibt es die Lactovegetarier, also Leute, die ihren Speisezettel auch durch Milchprodukte, Eier und in einigen Fällen sogar Fisch, bereichern. Fest steht, dass die Häufigkeit von Übergewicht bei Vegetariern dreimal seltener als bei Nichtvegetariern ist. Dieser Umstand kommt den Gelenken sehr zugute. Denn jedes Pfund zu viel belastet nicht nur Herz- und Kreislaufsystem, sondern auch die Gelenke.

Jedes Pfund zu viel belastet nicht nur Herz- und Kreislaufsystem, sondern auch die Gelenke.

Es gibt aber einen gewichtigen Einwand, den die Kritiker der vegetarischen Lebensweise oft anführen. Danach kann es bei vegetarischer Ernährung zu möglichen Mangelerscheinungen kommen: Vitamin D-Mangel, der zur Zehrkrankheit Rachitis führt, oder Vitamin-B_{12}-Mangel, der vor allem eine Verminderung der roten Blutkörperchen und Eisenmangel hervorruft.

Doch betroffen von solcher Unterversorgung mit Vitalstoffen sind eigentlich nur die sogenannten Veganer, also Vegetarier, die den Genuss sämtlicher von Tieren stammender Lebensmittel, ja sogar den Verzehr von Honig ablehnen.

Bei dieser strengen Form des Vegetarismus wird vor allem auf Milch und Milchprodukte verzichtet, die sowohl reichlich Vitamin B_{12} als auch Vitamin D enthalten. Kinder, die ausschließlich mit Fruchtmilch ernährt wurden, erlitten beispielsweise gesundheitliche Schäden infolge eines Vitamin-D-Mangels. Selbst strenge, ausschließlich auf pflanzliche Kost schwörende Vegetarier sollten deshalb bedenken, dass der kindliche Organismus noch in der Entwicklung begriffen ist. Heranwachsende benötigen für den Aufbau der Knochen besonders viel Kalzium, dessen Hauptlieferanten nun einmal Milch und Milchprodukte sind.

Strenge Vegetarier sollten darauf achten, dass ihre Kinder genug Kalzium zu sich nehmen.

Fasten

Rheumatiker, die beim Essen und Trinken sündigen, bekommen die Quittung dafür regelrecht in Knochen und Gelenken zu spüren. Der Hauptgrund ist eine Übersäuerung des Körpers. Säuren belasten den Darm auf Dauer so stark, dass er seine entgiftenden Aufgaben nicht mehr erfüllen kann. Stoffwechselschlacken können dann nicht mehr entsorgt werden und lagern sich im Körper ab. Entzündliche Prozesse sind die Folge, das Rheuma ist da. Als besonders hilfreich hat sich hier das seit Jahrhunderten praktizierte Heilfasten bewährt.

Die richtige Ernährung

Außer Frage steht, dass sich das Heilfasten zur Linderung vieler Krankheiten eignet. Bereits durch zweitägigen Nahrungsverzicht lassen sich Magen-Darm-Verstimmungen, fieberhafte Erkältungskrankheiten, allergische Ausschläge ebenso wie Gelenkentzündungen, vor allem infolge von Gicht, günstig beeinflussen. Gewiss ist, dass jeder durchgestandene Fastentag das Selbstbewusstsein stärkt und so auch zum seelischen Wohlbefinden beiträgt.

Heilfasten eignet sich zur Linderung vieler Krankheiten.

Fasten hat nichts mit Hungern zu tun. Denn wer hungert, dem mangelt es aus bitterer Not an Nahrung; wer fastet, tut dies freiwillig, weil er dem Körper damit etwas Gutes tun möchte. Deshalb spricht man auch gerne vom Heilfasten. Längere Fastenzeiten, etwa Kuren über drei oder vier Wochen, sollten allerdings der Klinik vorbehalten bleiben. Denn durch dauerhaften Nahrungsentzug kommt es zu Stoffwechselverschiebungen, die zu unangenehmen Kreislaufzwischenfällen führen können. Wichtig ist deshalb die ärztliche Betreuung, etwa an einer Fastenklinik.

Eine kurze Fastenkur auf eigene Faust, beispielsweise an einem verlängerten Wochenende, kann aber niemandem schaden, wenn er gesund ist. In Zweifelsfällen sollte man den Arzt fragen; unangebracht ist das Fasten beispielsweise bei einer Schilddrüsenüberfunktion, bei entzündlichen Erkrankungen oder in der Schwangerschaft.

So fasten Sie richtig

Beginnen Sie die Kurzkur mit einer gründlichen Darmreinigung am Freitagabend. Das geschieht durch ein pflanzliches Abführmittel oder ein Glas Wasser mit zwei Teelöffeln Glaubersalz. Im Anschluss daran wird bis Montagfrüh nichts mehr gegessen, sondern nur noch getrunken. Das aber in ausreichendem Maß, sprich zwei bis drei Liter täglich: schwarzer Tee ohne Zucker, Kräutertees, Obstsäfte und Mineralwasser. Sehr gut ist übrigens abgekochtes warmes Wasser, das man über den Tag verteilt immer wieder trinkt. Das entgiftet den Körper zusätzlich.

Beim Fasten werden ausschließlich gealterte Zellen, also überflüssige Stoffwechselschlacken, ausgeschieden. Die Lebensdauer der funktionstüchtigen Organzellen wird dagegen durch Fasten sogar verlängert. Für den Körper ist es also die reinste Verjüngungskur. Und nicht nur das: Auch Umweltgifte wie Dioxin, Quecksilber, Kadmium oder Lindan, die der Organismus täglich in Form von Nahrung, über die Haut oder die Luft aufnimmt, wird der Körper ebenfalls über die Ausscheidungsorgane los. Kein Wunder, dass man sich schon nach ein paar Tagen wie neugeboren fühlt. Doch auch nach einer Kurzkur muss man mit einer Aufbaudiät beginnen, damit sich der Organismus wieder an die Nahrungsaufnahme gewöhnt. Deshalb: Anfänglich nur

Beim Fasten werden ausschließlich gealterte Zellen ausgeschieden.

leichtverdauliche Speisen wie Reis, Haferschleim, Hühnerfleisch, Zwieback und Apfelkompott essen.

Gibt es eine Gelenkrheuma-Diät?

Verschiedene mit der Nahrung zugeführte Fettsäuren werden von den körpereigenen Enzymen zu hormonähnlich wirkenden Botenstoffen umgebaut. Im Organismus rufen diese Botenstoffe unterschiedliche, ja sogar konkurrierende und gegensätzliche Wirkungen hervor. Omega-3-Fettsäuren weiten beispielsweise die Blutgefäße und senken somit das Herz-Kreislauf-Risiko. Omega-6-Fettsäuren können dagegen die Blutgefäße verengen. Die Folge: Der Blutdruck steigt, das Herz-Kreislauf-Risiko steigt. Daneben werden durch Omega-6-Fettsäuren Entzündungsprozesse gefördert, was Betroffene wie Rheumatiker mit entzündlichen Erkrankungen an der Schwere ihrer Symptome (Rötung, Schwellung, Schmerzen) immer wieder leidvoll erfahren.

Fettsäuren rufen im Organismus unterschiedliche, sogar konkurrierende und gegensätzliche Wirkungen hervor.

Teuflische Arachidonsäure

Hier kann der Botenstoff Arachidonsäure zum gefährlichen Gelenkkiller werden, obwohl er in geringen Mengen sogar vom Organismus selbst hergestellt wird und dann sogar die Zellmembranen elastischer macht. Aber Arachidonsäure findet sich leider auch in vielen Nahrungsmitteln, die wir täglich zu uns nehmen. Das Dilemma: Wenn sie dem Körper zugeführt wird, kann sie verheerende Schäden anrichten. Ein Zuviel fördert und verstärkt Entzündungsprozesse am meist schon vorgeschädigten Gelenkknorpel. Die Folge sind Morgensteifigkeit, Gelenkschwellungen und Schmerzen, die sich bis zur Unerträglichkeit steigern können.

Eine Diät, die gegen Gelenkrheuma hilft – für die meisten Menschen, die schon seit Jahren unter diesen quälenden Schmerzen leiden und regelmäßig starke Medikamente einnehmen müssen, klingt das zunächst unglaublich. Und doch gibt es sie. Denn je weniger Arachidonsäure ein Rheumatiker über die Nahrung zu sich nimmt, desto seltener bilden sich Entzündungsstoffe und kommt es zu Gelenkbeschwerden.

Je weniger Arachidonsäure ein Rheumatiker zu sich nimmt, desto seltener bilden sich Entzündungsstoffe.

In der Hauptsache findet sich Arachidonsäure in tierischen Nahrungsmitteln, Schweinefleisch, Innereien, Wurst und Fett (Schweineschmalz führt die Negativliste mit 1 700 Milligramm pro 100 Gramm an, Schweineleber folgt mit 870 Milligramm pro 100 Gramm). Wenn man bedenkt, dass jeder Deutsche durchschnittlich im Jahr mehr als 70 Kilogramm Fleisch isst, kann man den gesundheitsschädlichen Aspekt der Arachidonsäure leicht abschätzen: Unser Körper benötigt für den Gelenkschutz gerade mal die verschwindend geringe Menge von 0,1 Milligramm täglich, aber der durchschnittliche Esser nimmt eine bis zu viertausendfache Menge davon pro Tag zu sich! Hinzu kommt, dass keine andere Fettsäure so gut aus dem Darm aufgenommen wird wie die Arachidonsäure. Dabei wird sie nicht in Energie umgewandelt, sondern steht voll für die Bildung entzündungsfördernder Substanzen zur Verfügung. Auch Eier, fetter Käse, Milch und Milchprodukte enthalten Arachidonsäure. Da in Milchprodukten andererseits reichlich gesunde Vitalstoffe stecken, sollten Gelenkpatienten jedoch nicht darauf verzichten. Vernünftig ist es allerdings, auf fettreduzierte Milchprodukte zurückzugreifen.

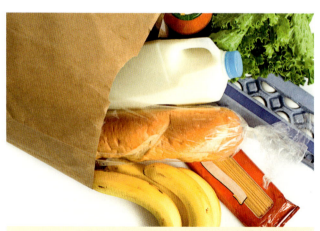

Bei Gelenkrheuma empfiehlt sich eine lakto-vegetabile Ernährung, bei der neben pflanzlicher Kost auch Milch und Milchprodukte erlaubt sind.

© Michael Flippo – Fotolia.com

Verstärkt wird der Erfolg dieser Diät, wenn sie reich an den Vitaminen C und E ist. Beide mildern die aggressive Wirkung von Substanzen ab, die die Entzündung immer neu anfachen. Vitamin E drosselt zusätzlich die Umwandlung der Arachidonsäure in entzündungsfördernde Botenstoffe, sogenannte Eicosanoide. Bei Gelenkrheuma empfiehlt sich also im Hinblick auf die Gefährlichkeit der Arachidonsäure eine lakto-vegetabile Ernährung, das heißt, neben pflanzlicher Kost sind auch Milch und Milchprodukte erlaubt. Wichtig aber: Es sollte sich um fettarme Erzeugnisse handeln, damit die Zufuhr der Arachidonsäure vermieden wird.

Das bewährte Bircher-Müsli

Der berühmte Schweizer Arzt Max Bircher-Benner hat seinen Gelenkpatienten schon um die Jahrhundertwende einen Rohkostanteil (Obst, Gemüse, Nüsse, Körnerfrüchte, Sauermilchprodukte, Wildkräuter, kaltgepresste Öle) von 50 bis 60 Prozent nahegelegt. Sein berühmt gewordenes Bircher-Müsli durfte bei keinem Frühstück fehlen.

Das Rezept: Ein Esslöffel Haferflocken wird mit drei Esslöffeln Wasser zwölf Stunden lang eingeweicht. Diesen Brei verrührt man mit einem Esslöffel Zitrone, einem Esslöffel Kaffeesahne und etwas Zucker. Kurz vor dem Servieren werden 2 Äpfel geraffelt und mit dem Brei vermengt. Über die fertige Speise gibt man schließlich einen Esslöffel geriebener Mandeln oder Haselnüsse.

Im Übrigen sollten bei einer Gelenkrheuma-Diät die soge-nannten denaturierten Nahrungsmittel weitgehend gemie-den werden. Dazu gehört alles, was durch Fabrikation und Veredelungs-prozesse für die Gesundheit des Men-schen nachteilig verändert wurde: Fabrikzucker, weißes Mehl und Weißmehlprodukte, polierter Reis, raffinierte Öle und Fette. Überden-ken Sie auch den Konsum von Genussmitteln wie Kaffee, Tee, Alkohol und Nikotin. Wie bei allen Dingen gilt auch hier: Die Dosis macht's.

Bei einer Gelenk-rheuma-Diät sollten denaturierte Nahrungs-mittel wie Fabrikzucker oder weißes Mehl vermieden werden.

Getränke

Die Hitliste der lebensnotwendigen Nährstoffe führt das Wasser an. Ohne Nahrung kann man beispielsweise bis zu zehn Wochen von den Körperreserven leben – ohne Was-ser würde man spätestens innerhalb von drei bis vier Tagen verdursten.

Ein Erwachsener besteht zu zwei Dritteln nur aus Wasser, das Gehirn zu 90 Prozent, die Muskeln zu 79 Prozent, das Blut zu 78 Prozent. Und der für unsere Beweglichkeit zuständige Gelenkknor-pel enthält sage und schreibe 80 Pro-zent Wasser! Das ist deshalb wichtig, weil die Knorpelsub-stanz ihre Stoßdämpfereigenschaften nur dann erfüllen

Trinken Sie, wenn Sie Durst verspüren.

kann, wenn sie sich durch die Feuchtigkeit wie ein Kissen aufblähen kann. Unerlässliche Voraussetzung dafür ist regelmäßiges und ausreichendes Trinken. Denn der Körper scheidet über Atmung, Haut und Blase täglich bis zu zweieinhalb Liter Flüssigkeit aus. Diese Menge muss dem Organismus unbedingt wieder zugeführt werden! Zwar nehmen wir auch mit der festen Nahrung Wasser auf (Salat enthält beispielsweise rund 94 Prozent Wasser, ein Apfel ungefähr 84 Prozent, Rinderfilet 75 Prozent, Butter 17 Prozent).

Aber das ist nicht genug; zusätzlich sollte man am Tag mindestens eineinhalb Liter trinken. Faustformel: Pro Kilogramm Körpergewicht 30 Milliliter Flüssigkeit. Bei 60 Kilo also 1,8 Liter, bei 80 Kilo 2,4 Liter. Aber das ist nicht bindend. Wenn Sie immer dann trinken, wenn Sie Durst verspüren, machen Sie es instinktiv richtig.

Was in den USA selbstverständlich ist, sollte auch bei uns zur Gewohnheit werden: In Restaurants steht immer eine Kanne mit Wasser auf dem Tisch und jeder kann davon trinken, so viel er möchte – kostenlos.

Fehlt dem Körper Wasser, reagiert er mit Mattigkeit, Konzentrationsmangel oder auch Kopfschmerzen. Ohne Frage kann eine zu geringe Trinkmenge zahlreiche Stoffwechselverschiebungen provozieren:

■ Da nicht genügend Blutflüssigkeit produziert wird, entsteht im Körper ein Sauerstoffmangel, weil die roten Blutkörperchen ihn nicht mehr bis in die entlegensten Winkel transportieren können.

Die richtige Ernährung

- Abfallprodukte des Eiweißstoffwechsels wie Harnsäure und Harnstoff werden über Schweiß, Stuhl und Urin nur ungenügend ausgeschieden und können den Körper vergiften.
- Wer zu wenig trinkt, schadet vor allem seinen Nieren. Rückstände, die eigentlich mit dem Urin ausgeschieden werden sollen, kristallisieren und bleiben als Nierengrieß oder -steine zurück.

Trinken Sie nicht zu viel Kaffee: Saftschorlen oder Früchtetees schmecken auch gut und sind bekömmlicher. Am besten aber ist stilles Wasser oder Leitungswasser. Leitungswasser hat in fast allen Regionen Deutschlands eine gute Qualität und kann deshalb problemlos als „Quelle" genutzt werden. Wer Zweifel hat, kann sich bei den örtlichen Wasserwerken nach der Qualität erkundigen.

Leitungswasser hat in fast allen Regionen Deutschlands eine gute Qualität und kann ohne Probleme getrunken werden.

Vor allem für viele ältere Menschen ist die Versorgung mit genügend Flüssigkeit problematisch, weil ein Durstgefühl erst dann entsteht, wenn es eigentlich schon zu spät ist – dann nämlich, wenn zum Beispiel der Salz- und Zuckeranteil im Körper überwiegen. Trinken muss man also auch dann, wenn man im Moment keinen Durst verspürt. Diese Tricks können helfen:

- Zwischen den Mahlzeiten ein Glas Mineralwasser auf den Tisch stellen und auf jeden Fall auch austrinken. Wenn man zum Essen trinkt, verdünnt man die Verdauungssäfte, wodurch der Verdauungsvorgang verzögert wird.

- Planmäßig trinken. Zum Beispiel kann man sich vornehmen, alle zwei Stunden ein Glas zu trinken – das mag am Anfang etwas seltsam sein, aber man gewöhnt sich rasch daran.
- Reichlich saftiges Obst und Gemüse essen.

Mehr Sport – mehr trinken

Kaum jemand würde das vermuten: Nicht die Ernährung ist der Leistungskiller im Sport, sondern das Trinken. Über die Hälfte der Freizeitsportler trinkt zu wenig, im verkehrten Rhythmus oder in der falschen Zusammensetzung. Bereits ein Wasserverlust von fünf Prozent lässt unter Umständen die Leistungsfähigkeit um die Hälfte

Über die Hälfte der Freizeitsportler trinkt zu wenig und vermindert so die Leistungsfähigkeit.

schrumpfen! Vitamine und Mineralien, die beim Schwitzen verlorengehen, müssen so schnell wie möglich ersetzt werden. So sollten Sportler mit ihren Trinkgewohnheiten umgehen:

- Am Tag vor intensiven Belastungen ausreichend trinken.
- Etwa 20 Minuten vor Trainingsbeginn einen Viertelliter, während des Wettkampfes am besten im 15-Minuten-Takt etwa 100 bis 200 Milliliter und nach dem Sport mindestens einen viertel bis einen halben Liter in kleinen Schlucken trinken.

Die richtige Ernährung

- Keine koffeinhaltigen Getränke wählen, da sie entwässernd wirken.
- Vor und nach dem Sport auf die Waage steigen. Danach so viel trinken, bis das Ausgangsgewicht wieder erreicht ist.
- Wer länger als eine Stunde Sport treibt, sollte auch an die Versorgung mit Kohlehydraten denken. Geeignete Getränke sind Fruchtsaftschorlen, zum Beispiel eine Mischung aus Trinkwasser und Apfelsaft.
- Bei Warnsignalen des Körpers wie Frösteln, Gänsehaut, Benommenheit, Schwäche, Übelkeit, Kopfschmerzen sofort Schatten aufsuchen und kühle Getränke zu sich nehmen.

Anhang

Lesetipps

Bergasa, A.M.L.: Kampf der Arthrose. Ihre biochemische Behandlung (Ennsthaler 2008)

Fischer, J.: Das Arthrose-Stopp-Programm (Trias 2007)

Schmidt, M.R./Helmkamp, A./Mack, N./Winski, N.: Nordic Walking (Gräfe und Unzer 2007)

Hendel, B.: Schmerzfreie Gelenke. Die ganzheitliche Arthrosetherapie (Michaels Vertrieb 2009)

Jerosch J./Heisel J.: Management der Arthrose. Innovative Therapiekonzepte (Deutscher Ärzte Verlag 2010)

Jessel, C.: Aktiv gegen Arthrose. Vorbeugende und schonende Übungen für schmerzfreie Gelenke (BLV 2004)

Krämer, J.: Bandscheibenbedingte Erkrankungen. Ursachen, Diagnose, Behandlung, Vorbeugung, Begutachtung (Thieme Verlag 2006)

McDougall, E.: Born to run. Ein vergessenes Volk und das Geheimnis der besten und glücklichsten Läufer der Welt (Blessing 2010)

Müller, S.-D./Pfeuffer, C.: Genussvoll essen bei Rheuma (Midena 2000)

Rückert, U.: Rückerts kleine Rückenschule (humboldt 2009)

Theodosakis, J./Adderly, B./Fox, B.: Die Arthrose Kur. Endlich ist Heilung möglich. Die sensationelle Behandlungsform ohne Nebenwirkungen (Goldmann 2000)

Tempelhof, S.: Gesunde Gelenke. Schmerzfrei und beweglich (Gräfe und Unzer 2003)

Tschirner, T.: Acht Minuten sind genug. Die neue Figurformel: minimaler Aufwand, maximaler Erfolg (Gräfe und Unzer 2003)

Weingart, J.R./Kock, A.: So stärken wir unsere Gelenke. Strategien für ein besseres Leben. Neue Programme bei: Arthrose, Gicht, Rheuma (Zabert Sandmann 2005)

Adressen

Deutsche Arthrose-Hilfe e. V.
Postfach 11 05 51, 60040 Frankfurt
Telefon 06831 946677
www.arthrose.de

Deutsche Gesellschaft
für Orthomolekulare Medizin (DGOM) e. V.
Nord-Carree 9, 40477 Düsseldorf
Telefon 0211 58002646
wwww.dgom.de

Deutscher Leichtathletik Verband (DLV)
Alsfelder Straße 27, 64289 Darmstadt
Telefon 06151 770851
www.leichtathletik.de

Deutscher Nordic Walking
und Präventionsverband (DNV) e. V.
Löffelstelzerstraße 36, 97980 Bad Mergentheim
Telefon 07931 538152
www.dnv-online.de

Deutsche Rheuma-Liga Bundesverband e. V.
Maximilianstraße 14, 53111 Bonn
Telefon 0228 766060
www.rheuma-liga.de

Anhang

Deutsche Schmerzhilfe e. V.
Sietwende 20, 21720 Grünendeich
Telefon 04142 810434
www.schmerzhilfe.org

Deutsche Schmerzliga e. V.
Adenauerallee 18, 61440 0berursel
Telefon 0700 375375375
www.schmerzliga.de

Deutscher Verband für Physiotherapie –
Zentralverband der Physiotherapeuten/
Krankengymnasten (ZVK) e. V.
Postfach 21 02 80, 50528 Köln
Telefon 0221 9810270
www.zvk.org

Deutsches Grünes Kreuz e. V.
Im Kilian
Schuhmarkt 4, 35037 Marburg
Telefon 06421 2930
www.dgk.de

Wirbelsäulenliga e.V.
Widenmayerstr. 29, 80538 München
Telefon 089 21096966
www.wirbelsaeulenliga.de

Adressen

Deutsche Vereinigung Morbus Bechterew (DVMB) e. V.
Metzgergasse 16, 97421 Schweinfurt
Telefon 09721 22033
www.bechterew.de

MEDICE Arzneimittel Pütter GmbH & Co. KG
Kuhloweg 37, 58638 Iserlohn
Telefon 0180 2633423
www.omnival.de

Reha-Klink Damp GmbH
Seute-Deern-Ring 30, 24351 Damp
Telefon 04352 808737
www.rehaklinik-damp.de

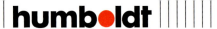

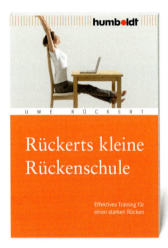

Uwe Rückert

Rückerts kleine Rückenschule

Effektives Training für einen starken Rücken

humboldt – Medizin & Gesundheit
136 Seiten, 21 Farbfotos
12,5 x 18,0 cm, Broschur
ISBN 978-3-86910-318-1
€ 9,95

- Auf dem aktuellen Stand der Wissenschaft
- Mit Selbsttest: Wie rückenfit sind Sie?
- Alles Wissenswerte praktisch, kompakt und übersichtlich

Rückerts beste Rückentipps – jetzt auch als App!

Nach dem großartigen Erfolg des Buches **Rückerts kleine Rückenschule** gibt es die besten 25 Tipps, die Ihrem Rücken im Alltag helfen, jetzt auch als App.

Sie haben ein iPhone, iPad oder einen iPod touch und möchten die Tipps aus Rückerts kleiner Rückenschule auch unterwegs nutzen? Kein Problem – *die 25 besten Tipps sind jetzt im iTunes App Store erhältlich!*

Rückerts beste Rückentipps
App
ISBN 978-3-86910-443-0
€ 0,79

www.humboldt.de   Stand Februar 2011. Änderungen vorbehalten.